# インフルエンザ　パンデミック

## 新型ウイルスの謎に迫る

河岡義裕
堀本研子　著

ブルーバックス

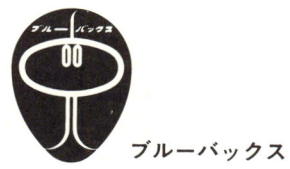

カバー装幀／芦澤泰偉・児崎雅淑
カバー写真／野田岳志
第１章扉イラスト／月本佳代美（月本事務所）
本文イラスト原案／河岡祐子
本文図版／さくら工芸社
章扉デザイン／ WORKS　若菜 啓

# はじめに

ついに、パンデミックが来た。世界中のインフルエンザ学者が、H5N1亜型高病原性鳥インフルエンザウイルスによるパンデミックを危惧する中、パンデミックを起こしたのは、豚由来のウイルスだった。幸いしたのは、高病原性鳥インフルエンザウイルスによるパンデミックを想定して、各国がその対策を進めていたことである。高病原性鳥インフルエンザへの対策を適用したため、それよりも病原性の弱い今回の新型インフルエンザの流行に際し、対応が過剰であるなどの批判もあった。例えば、学校閉鎖や保育園の閉鎖により、親が出勤できない、また、各種集会の中止による経済的な被害などを指摘する声も聞かれた。しかしながら、そのような対応をしたからこそ、流行の規模を抑えることができたわけで、しなかった場合には、もっと大きな問題になっていたことを理解すべきであろう。最悪の場合を想定してその準備をしていたからこそ、今回のパンデミックにも対応できたといえる。

懸念されるのは、今回の新型インフルエンザウイルスが、通常の季節性インフルエンザウイルスと同程度の病原性しか示さないという誤解が広がっていることや、今回の新型インフルエンザ流行当初の対応に対する前述の批判への遠慮のために、今冬の流行に際し、学級閉鎖や集会の中止などの十分な対応をしないことなどである。そのような事態が発生すると、流行は大きくなり医療体制の破綻が予想される。

本書は、今冬の流行に備え、正しい知識を一般の人たちに持ってもらうことを目的とした。専門的なところもあるが、それはブルーバックスということで、理系の大学生が読んでも十分に読み応えがあるようにあえて記載した。今冬、どの程度の流行になるかは予想できない。正しい知識に基づいて、冷静な判断が行われ、できるだけ流行を小さくし、被害が最小限になることを祈るばかりである。

二〇〇九年九月　　著者

インフルエンザ パンデミック CONTENTS

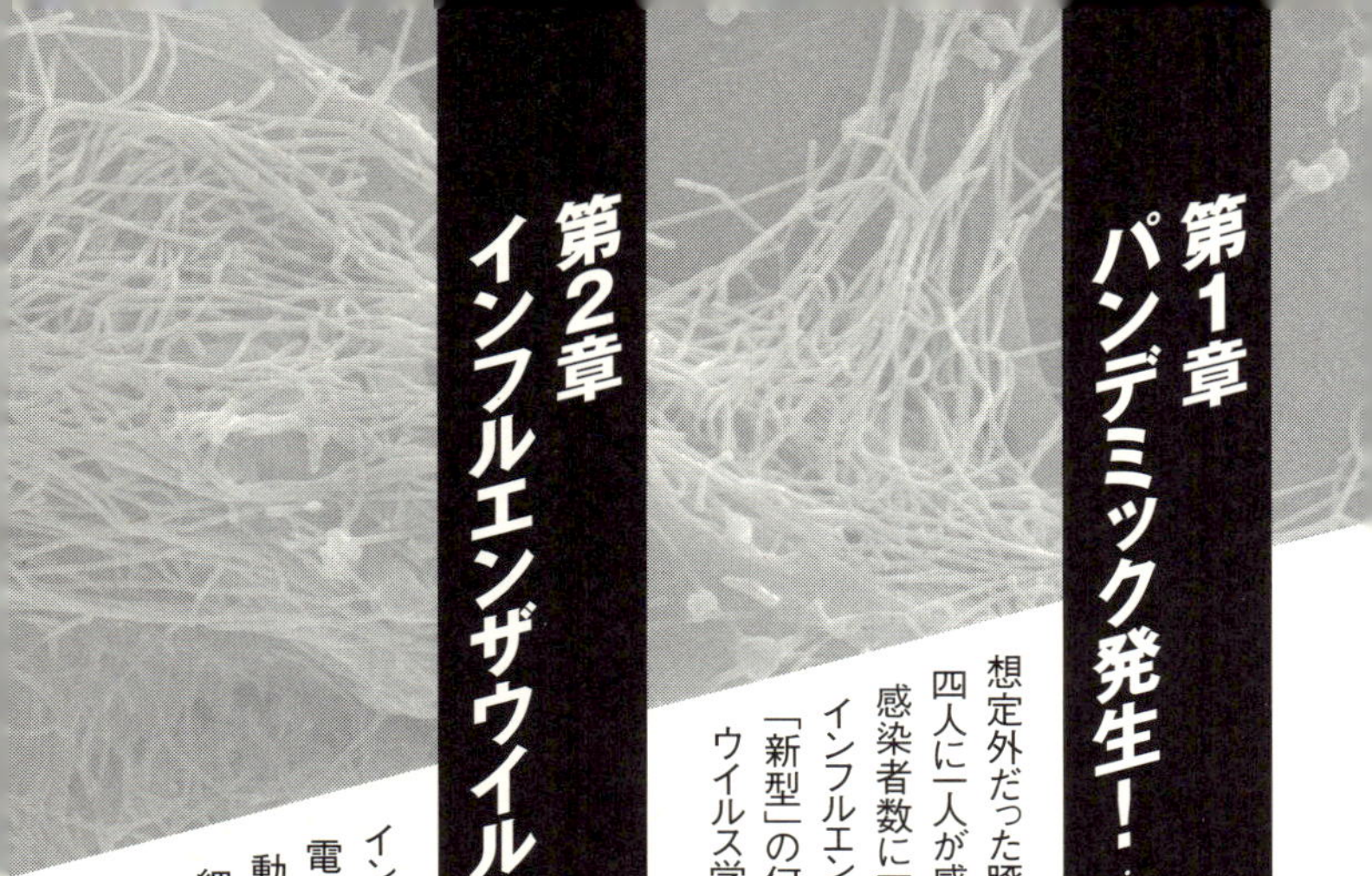

インフルエンザ パンデミック CONTENTS

インフルエンザ パンデミック CONTENTS

## 第8章 抗インフルエンザ薬は感染拡大を食い止められるのか?……175

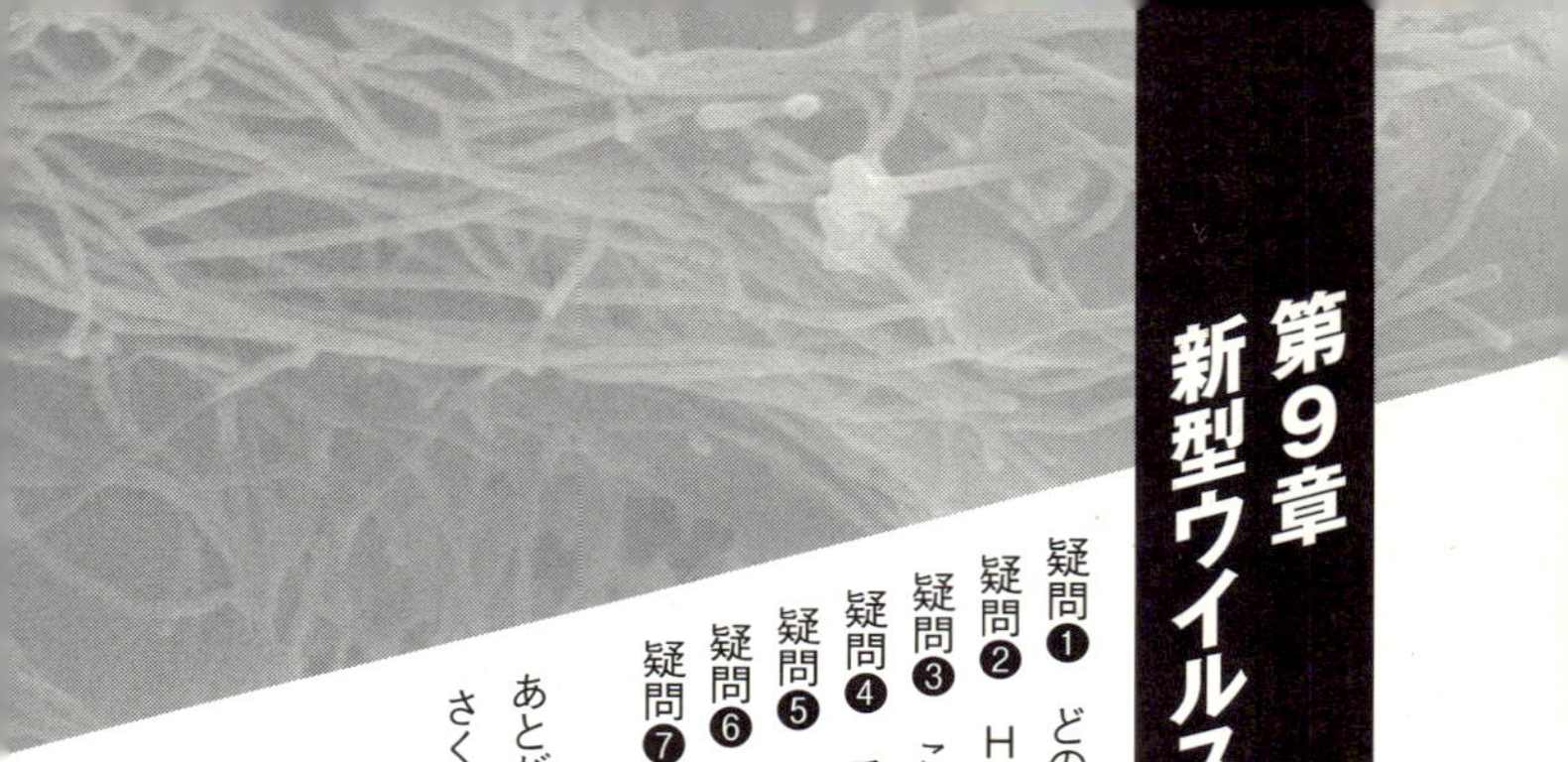

# 第1章 パンデミック発生!

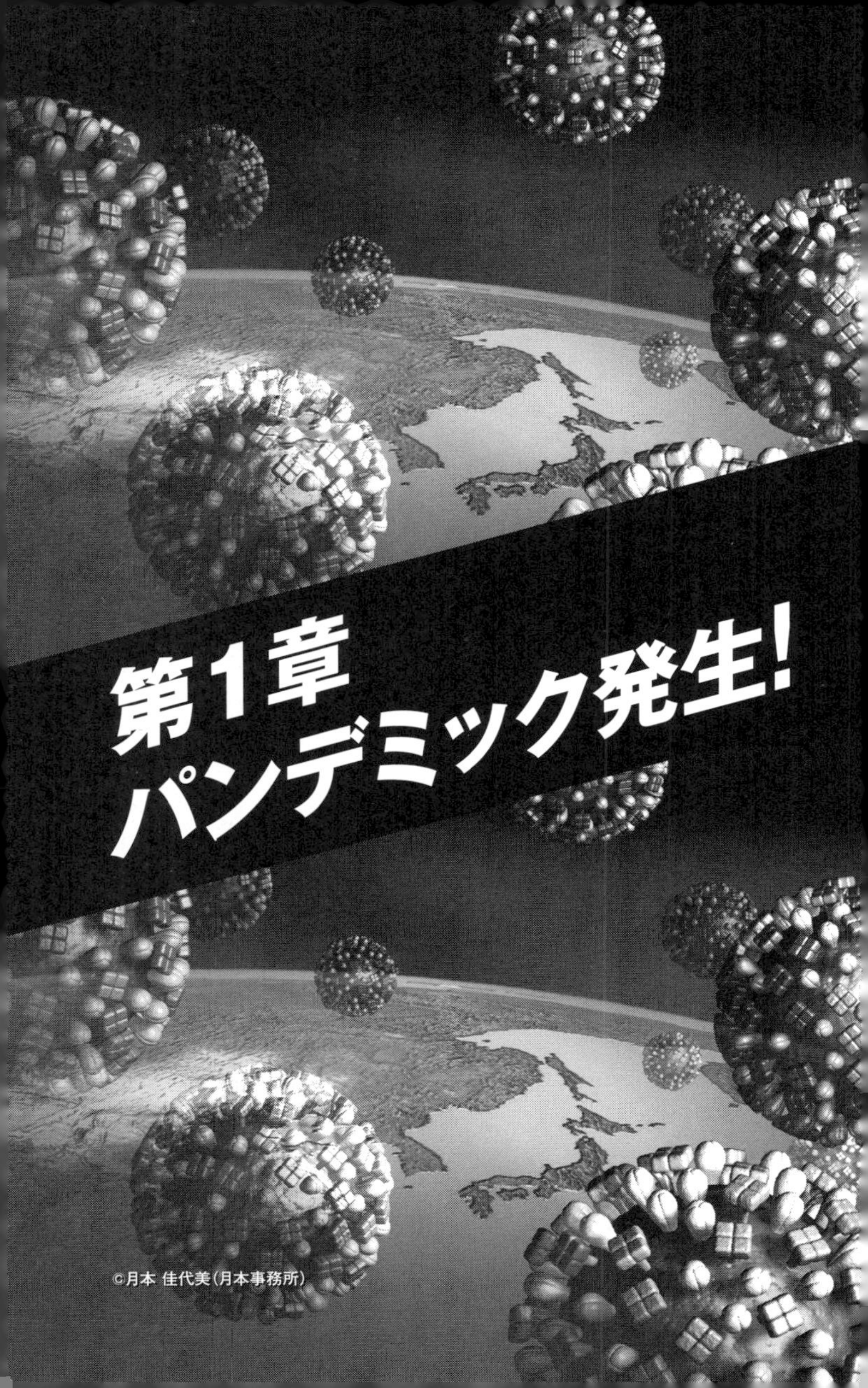

「さらなる感染拡大は避けられない。パンデミックの科学的基準が満たされ、フェーズ5から6へと引き上げることを決断した。今後は第二の感染の波に備えるべきだ」

二〇〇九年六月一一日、世界保健機関（WHO）のマーガレット・チャン事務局長は、ジュネーブで緊急記者会見を開き、新型インフルエンザの警戒水準を世界的大流行（パンデミック）を意味する最高の「フェーズ6」へ引き上げることを宣言した。新型インフルエンザの世界的な大流行は、全世界で死者一〇〇万人に及んだとされる一九六八年の「香港風邪」以来四一年ぶりのことになる。ついにパンデミックが起きたのである。

WHOのパンデミック宣言にいたるまでには、紆余曲折があった。五月の時点で、すでに新型インフルエンザ（A型、H1N1亜型）は世界各地に広がっていた。北米だけでなく、英国、スペインなどでも感染者が急増しており、「世界的大流行」という要件を満たしていたのだが、WHOは「フェーズ6」への引き上げに関しては、慎重だった。

背景には、世界各国が事前に準備していたパンデミック発生時の行動計画があった。日本をはじめとする主要国の行動計画は、致死率の高い高病原性鳥インフルエンザを想定して策定されていたため、経済や社会活動を大幅に制約する内容になっていた。行動計画を発動すれば、社会が大混乱に陥るのは必至だ。かといって、新型インフルエンザウイルスの性状もまだ不透明な状況下で、新たに計画を策定しなおすのも困難である。そのため、ＷＨＯがフェーズ6を宣言すると、各国は既存の行動計画を発動しなければならない、というジレンマに陥ったのである。

## 想定外だった豚由来の新型インフルエンザ

豚由来の新型インフルエンザウイルスは、ある意味、専門家にとっても想定外の事態であった。これまで、豚由来インフルエンザウイルスがヒトに感染した事例は報告されていたものの、ヒトの間で流行することはなかった。それゆえ、豚インフルエンザウイルスは、パンデミックの原因ウイルスとしては、事実上ノーマークだった。ＷＨＯも、鳥インフルエンザと同様に、豚インフルエンザがパンデミックを起こす可能性を把握してはいたが、十分な監視態勢はとっていなかった。

二〇〇九年四月二四日のＣＤＣ（アメリカ疾病管理予防センター）の緊急報告以来、私たちは、新型インフルエンザウイルスの動向を注視してきたが、このウイルスが今後どのようなペースで感染を拡大していくかについては正直読みかねていた。もし新型ウイルスが、ヒトにまったく免疫のないH5N1亜型であれば、間違いなくパンデミックになる。しかし、今回の新型インフルエンザウイルスはH1N1亜型だ。

詳しくは第2章以降で解説するが、インフルエンザウイルスは、その性質からA型、B型、C型の三つに分類される。そのうちパンデミックを起こす可能性があるのがA型である（今回の新型ももちろんA型だ）。さらにこのA型インフルエンザウイルスは、ウイルスが持つ二つの抗原タンパク質の種類によって、一四四種類の亜型に分類される。H1N1亜型は、一九一八年に世界で大流行し、二〇〇〇万～四〇〇〇万人の死者を出したスペイン風邪ウイルスと同じ亜型で、現在もその末裔が毎年のように流行を繰り返している。そのため、ほとんどの人がH1N1亜型のウイルスに対する免疫を持っている。

インフルエンザウイルスの場合、同じ亜型であっても絶えず小規模な抗原タンパク質の変異を繰り返しているので、獲得免疫の効果は次第に薄れていく。とはいえ、まったく免疫が働かないというわけではない。そのため、今回の新型インフルエンザウイルスは「新型」とはいっても、過去のパンデミックのような世界的大流行を起こすかどうかわからなかった。

一方で、流行初期の様相からこの豚由来の新型インフルエンザウイルスには、季節性インフルエンザウイルスと同等の伝播力（ちまたでは感染力といわれているが、正確には伝播力）があることが推測された。「日本人初の感染者」と報じられた大阪の高校生は、カナダに旅行した際に新型ウイルスに感染し、これが引率していた教諭や仲間の高校生に伝播した。当時発表されていたカナダ国内の感染者数はわずかに二四二人。運悪くそのうちの一人に遭遇して感染したとは考えにくかった。公表されている感染者は氷山の一角で、カナダ、アメリカの特定の地域で新型ウイルスが蔓延しているのは間違いなかった。同じ亜型であっても、過去のH1N1亜型の獲得免疫はほとんど機能しないことが予想された。そうでなければ、この急速な感染拡大は説明できない。

新型インフルエンザは今後どんな感染拡大を見せるのか。シナリオは、大きく分けて二つ考えられた。第一のシナリオは、比較的早期に感染拡大が収まり、このウイルスは姿を消すというもの。第二のシナリオは、感染拡大が続き、夏場の一時的な収束期を経て、この冬に大流行を引き起こすというものだ。

## 四人に一人が感染するパンデミックも

当初、この二つのシナリオの可能性は五分五分だと思っていた。しかし、五月の中旬になっても、感染が拡大している様子をみて、パンデミックになるのを確信した。

季節性インフルエンザの流行がほぼ収束する六月〜八月になっても、日本国内で新型インフルエンザの感染症例が次々に報告されており、インフルエンザの流行期に当たる南半球では感染者が急増している。新型インフルエンザが誕生してから、半年近く経過しているにもかかわらず、収束の兆しがない以上、このウイルスが姿を消すことはウイルス学的な見地からみても、まずあり得ない。すなわち、第一のシナリオの可能性はほぼ消えて、第二のシナリオに従ったパンデミックになるのはほぼ確実だ。七月末から八月にかけて、新型インフルエンザの感染者数が急増している現状を鑑みると、例年、インフルエンザの流行が始まる一一月末よりも早い時期から、新型ウイルスが猛威をふるう可能性が高い。公衆衛生の専門家は、最悪の場合三〇〇〇万人、日本国民の四人に一人程度が感染するパンデミックに発展すると予測している。

こうした予測は、決して過大なものではない。WHOフクダ事務局長補代理は、「新型インフルエンザが世界的な大流行に発展した場合、今後二年以内に世界人口の二〇～四〇％程度が感染する恐れがある」との見方を示している。最悪の場合、この二年間で全世界で約二七億人が感染する可能性があるのだ。

## 感染者数に一喜一憂するな

初の国内での感染と報告された神戸の症例では、バレーボール部の交流試合を通じて、五つの高校の生徒の間で感染が拡大した。詳しい感染ルートは現時点では不明だが、生徒が交流する際にくしゃみや咳を通じて感染が拡大していったのであろう。

新型ウイルスが関西だけで猛威をふるったかのような報道も多かったが、程度は異なるが同じようなことが関東や中京圏でも、いや世界各国でも同時進行していたとみるべきだ。常識的に考えて、メキシコで発生した新型インフルエンザが、遠く離れた神戸や大阪で局地的に流行したとは考えにくい。

そもそも神戸で感染症例が報告されたのは、最初の一例目の患者を担当した医師の慧眼による。インフルエンザの流行が収束するこの時期に、A型インフルエンザが集団発生していることを異常と考えた医師が、渡航歴のない高校生の検体のPCR検査を研究機関に依頼したところ、新型ウイルスが発見され、そこから芋づる式に感染拡大が確認されたという。この医師が、この症例を季節性のA型インフルエンザとして処理していれば、感染拡大は見逃されていたはずだ。

感染拡大を食い止めるには、海外からの入国者の検疫などの水際戦略だけでは不十分で、これと並行して、季節性インフルエンザと思われる症例の中に新型ウイルス由来のものが含まれていないかスクリーニングを行う必要がある。今回、検査の対象は、流行地からの帰国者、あるいは新型ウイルスに感染したと確定診断された患者と濃厚接触した者に限られており、よほどの事情がない限り、渡航経験のない者は、インフルエンザに似た症状が出ても対象にならなかった。

新型インフルエンザを疑った医師がいたから、「国内感染第一例」が神戸で見つかったのだ。

海外渡航歴にこだわらないで、A型インフルエンザ陽性検体について新型インフルエンザウイルスの検査を東京で行っていれば、感染第一例が東京で確認された可能性は高いと考えられる。成田、羽田空港を擁して、多くの外国人が往来する東京が、新型ウイルスの未感染地域だったとは考えにくい。

感染が日本全土に広がった現在、季節性インフルエンザで実施されている定点観測が各地で行われており、地域にどれくらい新型インフルエンザウイルスが広がっているかを迅速かつ正確に把握する作業が進められている。

実際、日本の感染者はネズミ算式に増えている。しかし、新型インフルエンザの確定診断は、専門の医療機関でのPCR検査を経ねばならず、手間がかかる。感染者数が増えてくれば、際限がない。

皮肉なことだが、検査対象を広げて時間をかけて丁寧にやればやるほど感染者報告数は増えていく。反対に、検査を行わなければ感染者報告数は増えない。日本の国内感染者報告数が急速に増えたのも、ある意味、誠実に新型インフルエンザのスクリーニングを行った結果ともいえるだろう。

あまり知られていないことだが、日本は、世界で最もインフルエンザ迅速診断キットが普及している国だ。内科のある一般病院なら、どこにいってもA型インフルエンザウイルスに感染しているかどうかを一五分程度で診断してくれる（ただしウイルスの亜型までは特定できない）。こんな充実した医療体制のある国は、世界広しといえども日本だけだ。

他の国では、一部を除いてインフルエンザを治療するという発想がそもそもないため、診断キットや抗ウイルス薬がほとんど普及していない。したがって、感染者と疑わしき患者が来院しても、診断も治療もできない。特に、今回の新型インフルエンザ（A型、H1N1亜型）は、臨床症状が、季節性インフルエンザに似通っているため、見過ごされている可能性が高い。

すでにアメリカでは感染が全土に拡大したため、感染者数を計測するのを事実上断念している。二〇〇九年の夏の時点で、アメリカ国民の約五％が新型インフルエンザに感染しているだろうとの声もある。今後日本国内の感染者報告数が急増したとしても、あるいは減少したとしても、一喜一憂すべきではない。むしろ、「学級閉鎖」や「集団感染」などの頻度が感染の広がりを知る手がかりになるだろう。

## インフルエンザとはどんな病気か

ここまで新型インフルエンザという言葉を、特に断りなく使用してきたが、新型インフルエンザと季節性インフルエンザとは何が違うのだろうか。「新型」とは何かを解説する前に、まずは一般的なインフルエンザについて説明しよう。
インフルエンザは、多い年で、日本人の一〇人に一人がかかる、国民的な感染症である。病原体はインフルエンザウイルス。直径一〇〇ナノメートル（一万分の一ミリメートル）と中程度の大きさのウイルス病原体である。インフルエンザウイルスに暴露して、感染すると、数日程度の潜伏期間を経て発症し、三八度以上の発熱、頭痛、全身の倦怠感、筋肉・関節痛、咳、鼻汁などの症状が現れる。毎年流行を繰り返している季節性インフルエンザであれば、一週間程度で回復する。日本では例年一一月から四月にかけて流行する。

ある意味、ありふれた病気であるインフルエンザが恐れられるのは、強力な伝播力ゆえである。病原体であるインフルエンザウイルスは地球上に存在するウイルスの中でも、最も伝播力が強く、ヒトは、六歳頃までに、ほぼ一〇〇%が感染・発病するといわれる。しかも、インフルエンザウイルスでは、高等生物の免疫機構が病原体を迎え撃つときの手がかりとなる、抗原タンパク質が頻繁に変異する。そのため、一度感染したら終生免疫が獲得できる麻疹（はしか）などと違って、一生を通じて、何度もインフルエンザに感染する（ただし最近は麻疹に対しても終生免疫は獲得できないのではという意見もある）。

「生まれてこのかた、インフルエンザになんて、かかったことはない」と強弁する人もいるが、これはまったくの思い込みで、ヒトがインフルエンザから逃れることは、まず不可能だ。

自覚症状から、自分がインフルエンザにかかったことを知るのは案外難しい。発熱、頭痛などの症状は、「風邪」一般に共通する症状であるため、患者当人も、インフルエンザウイルスに感染したのか、それ以外の風邪病原体に感染したのかがわからないからだ。ただ、通常の「風邪」ではあまりみられない筋肉痛や関節痛は、インフルエンザを自己診断するうえで有用な症状である。

そもそも「風邪」の医学的定義からして曖昧だ。一般に、「風邪」は呼吸器疾患の総称とされ、単一疾患ではなく、さまざまな感染症を寄せ集めた「症候群」である。風邪を起こす病原体には、ライノウイルス、RSウイルス、コロナウイルスなどウイルス由来のものと、肺炎球菌などの細菌由来のもの、そしてマイコプラズマによるものがある。風邪の九〇％以上はウイルス感染によるものだが、インフルエンザウイルスは全体の約五〜一五％を占めているにすぎない（図1－1）。意外にも「風邪」の中では、インフルエンザは少数派なのである。

臨床経験の豊富な医師ならば、患者を問診するだけでインフルエンザにかかっているかどうかがすぐにわかるというが、医学的に正確な診断を下すには、患者の喉や鼻腔をぬぐって検体を採り、ウイルス感染の有無を確認する必要がある。

従来は、確定診断するためには専門機関に検体を送らねばならず、時間と費用がかかったが、一九九〇年代後半になって、一五分程度で結果が出る「迅速診断キット」が普及し、一般の臨床

| 病原体 | 割合（%） |
|---|---|
| ライノウイルス | 30〜40 |
| パラインフルエンザウイルス | 15〜20 |
| RSウイルス | 5〜10 |
| アデノウイルス | 3〜5 |
| コロナウイルス | 10 |
| インフルエンザウイルス | 5〜15 |
| 他* | 10以下 |

*マイコプラズマ、クラミジア、肺炎球菌、インフルエンザ菌、モラキセラ

**図1-1　風邪症候群を起こす病原体**

医が簡単に確定診断を下せるようになった。

「あなたはインフルエンザにかかっています」。臨床医が自信を持って診断できるようになったのは、実はごく最近のことなのだ。

## 「新型」の何が怖いのか

インフルエンザが、ごく一般的な「風邪」であれば、こんなに大騒ぎする必要はない。しかし、数十年に一回の周期で、ヒトには免疫がまったくない「新型インフルエンザウイルス」が出現する。ただでさえ、伝播力が高いインフルエンザウイルスだが、新型の場合は、我々のほとんどがかかったことがないため免疫がなく、その伝播力は季節性インフルエンザをしのぐ。二〇〇九年三月にメキシコで発生し、現在世界中で感染が拡大している豚由来の新型インフルエンザウ

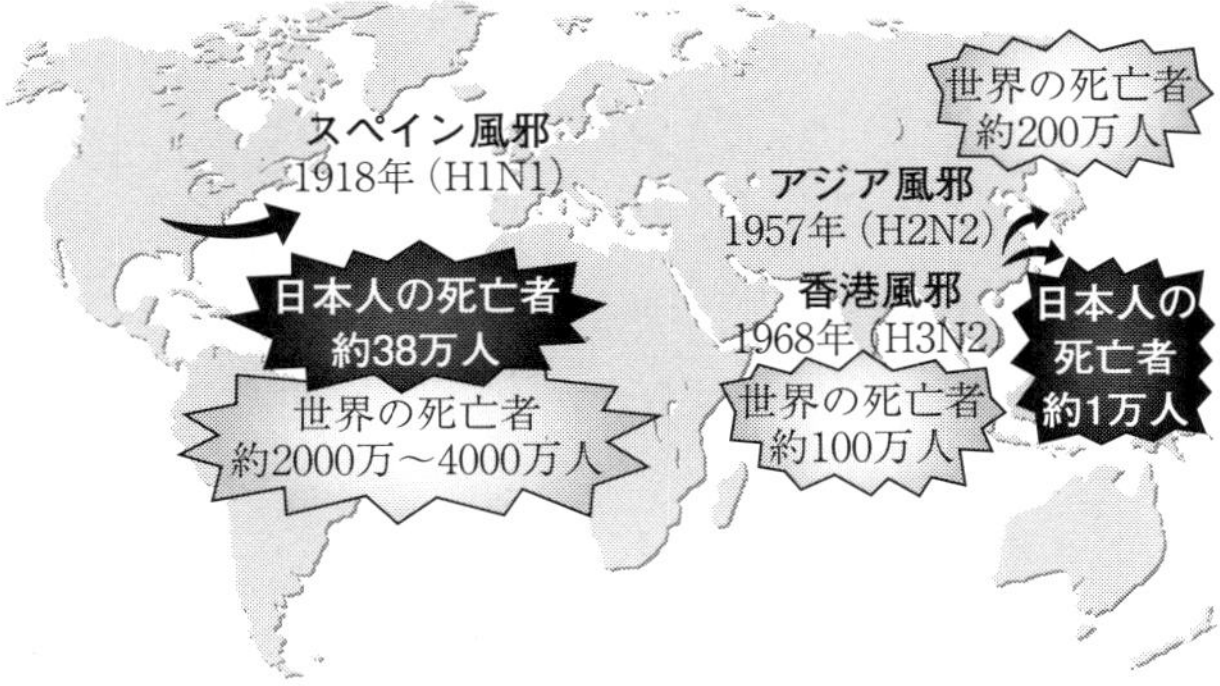


**図1-2　20世紀に人類が経験したインフルエンザの世界的大流行（パンデミック）**

イルス（A型、H1N1亜型）も同様である。

毎年流行を繰り返す季節性インフルエンザは、以前にそれに似た型のウイルスに感染していれば、弱いといえども免疫が働くので、ウイルスに暴露しても発症しなかったり、比較的軽い症状で済む場合が多い。しかし、新型インフルエンザウイルスは、人類が初めて出会うまったく新しい抗原タンパク質を持つため、感染しやすいうえに、病原性も季節性インフルエンザと異なる可能性がある。そのため、若くて壮健な人であっても、新型インフルエンザウイルスに暴露すると、かなりの確率で発症してしまう。

二〇世紀以降、インフルエンザウイルスは、一九一八年のスペイン風邪、一九五七年のアジア風邪、一九六八年の香港風邪という三回のパンデミックを引き起こしてきた（図1－2）。スペイン風邪（H1N1亜型）は、強い伝播力を持ち、季節性インフルエンザに比べて病原性も強かったため、当時の世界人口の約半数が罹患し、約二〇〇〇万〜四〇〇〇万人が死亡したとされる。短期間でこれだけの死者を出した感染症は過去に例がなく、中世の黒死病（ペスト）をしのぐ、まさに人類史上最悪の疫病となった。

その後、ウイルス学や医学が発展したにもかかわらず、数十年に一度発生する新型インフルエンザは、毎回重大な被害を残している。一九五七年のアジア風邪（H２N２亜型）では全世界で約二〇〇〇万人、一九六八年の香港風邪（H３N２亜型）では約一〇〇〇万人が命を落としたといわれる。

近年、新型インフルエンザに対する警戒感が高まっていたのは、一九九七年に香港で、家禽類を中心に猛威をふるっていたH５N１亜型の高病原性鳥インフルエンザウイルスがヒトに感染して、一八人の感染者のうち六人が死亡するというショッキングな事件があったからだ。それまで鳥インフルエンザウイルスにはヒトに感染することはまれで、感染しても重篤な症状にはならないと思われてきただけに、この事件はウイルス学者と公衆衛生の専門家に衝撃を与えた。

一九九七年以降も、H５N１亜型鳥インフルエンザウイルスのヒトへの感染は続いており、二〇〇九年八月一一日時点で、四三八例の感染が報告されている。驚くべきはその病原性で、全症例の約六〇％にあたる二六二人が死亡している（図１－３）。これほど強い病原性を持つ鳥インフルエンザウイルスがパンデミックを起こせば、極めて深刻な事態となる。ただし、ウイルスが

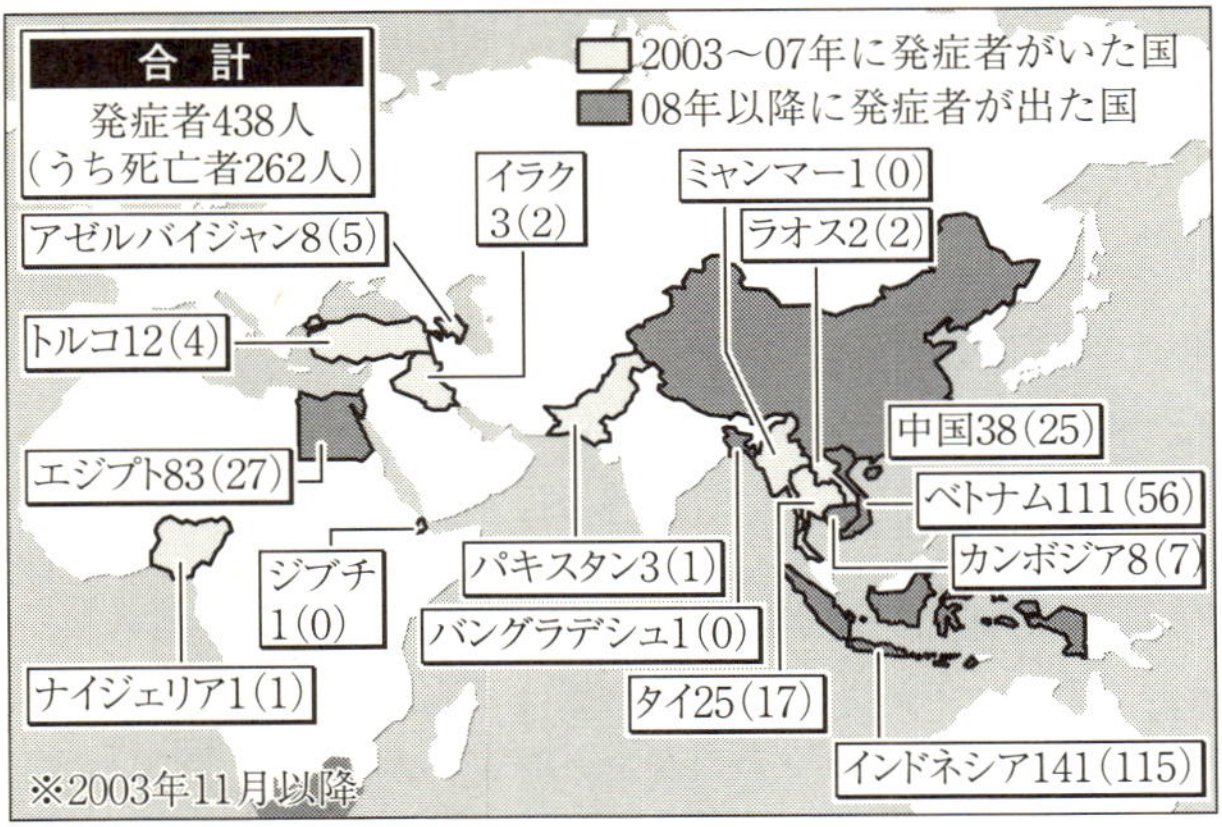


**図1-3　鳥インフルエンザ(H5N1亜型)の人での発症**(カッコ内は死亡者)
国立感染症研究所感染症情報センターHPより。2009年8月11日時点のWHO(世界保健機関)とOIE(国際獣疫事務局)のデータを元に作成

効率的に伝播するためには、ある程度、病原性が弱まる必要があり、致死率六〇%という病原性を保ったまま大流行を起こすことはまずない。しかしスペイン風邪(致死率二～二・五%)をしのぐ病原性を持つことは十分考えられる。その場合は、過去最悪のパンデミックが起きる可能性がある。

世界各国が、抗インフルエンザ薬やワクチンなどの備蓄を急ぐのも、こうした危機感の表れである。今回、新型インフルエンザに対して日本政府が発動した「行動計画」も、H5N1亜型鳥インフルエンザウイルスのヒトへの感染を念頭に作られたものだ。

幸いにして、現時点(二〇〇九年九月)では、ヒトの間で容易に伝播する能力を持

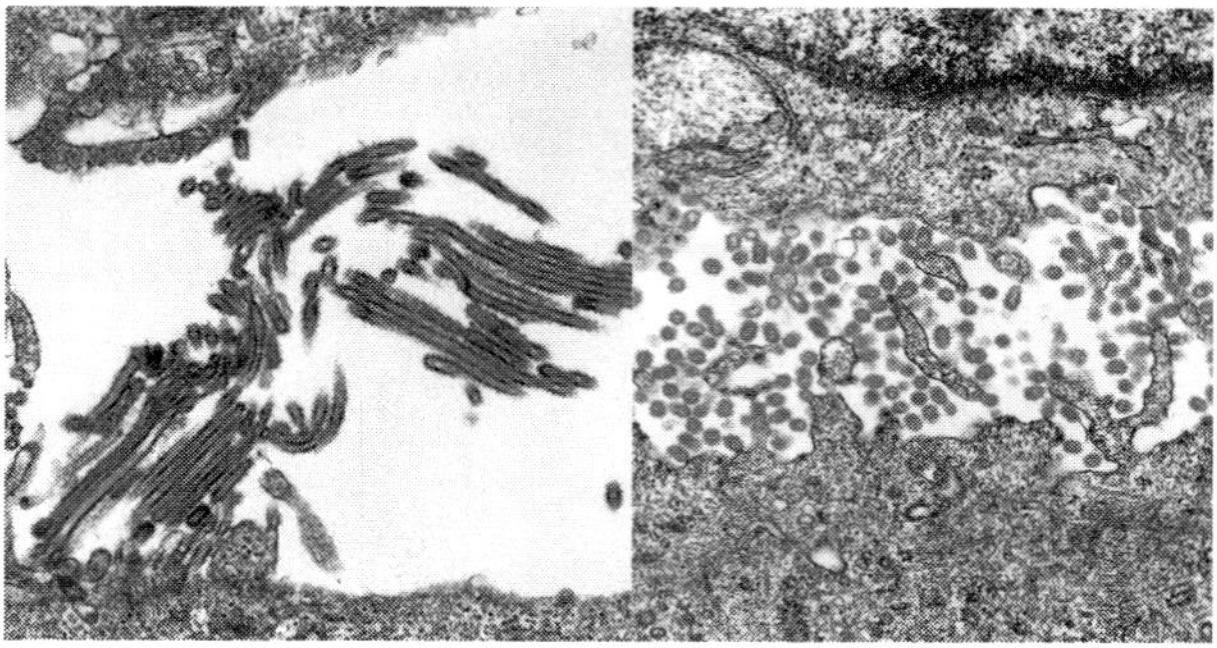

**写真　新型インフルエンザウイルス（A型、H1N1亜型、写真左）と実験室で繰り返し培養されたインフルエンザウイルス（写真右、撮影：野田岳志）**　Neumann et al., *Nature* (2009)
2009年にメキシコで発生した新型インフルエンザウイルスは紐状をしている。このような形状がどのような意味を持っているのかは現時点では明らかでない

つH5N1亜型鳥インフルエンザウイルスは誕生していない。しかし、すでに感染地域はアジアから、ヨーロッパ、アフリカに広がっており、最近ではエジプトでヒトへの感染例が相次いでいる。同国で確認された鳥インフルエンザウイルスの感染例は八一例で、うち二七例が死亡している（二〇〇九年八月一一日時点）。

突然発生した豚由来の新型インフルエンザによるパンデミックで、世界中の多くのインフルエンザウイルスの研究者は、鳥インフルエンザウイルスに関する研究を中断して、新型インフルエンザ（A型、H1N1亜型）ウイルスの研究にシフトしてしまった。WHOも同様で、新型インフルエンザの監視に手がいっぱいで、鳥インフルエンザに対する警戒が緩くなっている。これは憂慮すべき事態だと私たちは思っている。

## ウイルス学の基本をおさえる

第1章では、豚由来の新型インフルエンザ（A型、H1N1亜型）ならびにH5N1亜型鳥インフルエンザの概況と今後の見通しについて説明したが、時間が経過するにつれて、こうした情報は古くなり、価値を失っていく定めにある。この本の目的は新型インフルエンザをめぐるさまざまなニュースを興味本位に紹介し、危機感を煽り立てることではない。むしろ狙いとするところは、情勢や時代が変わっても価値を失うことのないウイルス学の基本的知識や考え方を一般の方々に知ってもらうことにある。

本書では、最新のウイルス学の知見をもとにして、インフルエンザウイルスの感染・増殖機構（第2章）を紹介したうえで、どのような過程を経て新型ウイルスが誕生するのか（第3章）、またその伝播力や病原性はどのような分子メカニズムで生まれているのか（第4章）を解説する。そして、こうした基本的な知識を土台にして、H5N1亜型鳥インフルエンザウイルスの最新研究（第5章）やスペイン風邪ウイルスの人工合成実験（第6章）などのホットなテーマを紹介するとともに、パンデミック対策の切り札とされるワクチン（第7章）や抗インフルエンザ薬（第

8章）が抱えるさまざまな問題点について考察していく。そして第9章では、現在流行している豚由来の新型インフルエンザ（A型、H1N1亜型）の最新の知見を紹介するとともに、今後の動向を専門家の立場から考察してみる。

おそらく皆さんの興味は第9章にあると思うが、まずは焦らず第2章より読み進めてもらいたい。ウイルス学の基本的な知識があれば、新聞や雑誌、インターネットに氾濫する新型インフルエンザウイルスに関する情報の取捨選択に役立つだけでなく、自らの行動についてもより正確な判断を下せるようになるはずだ。

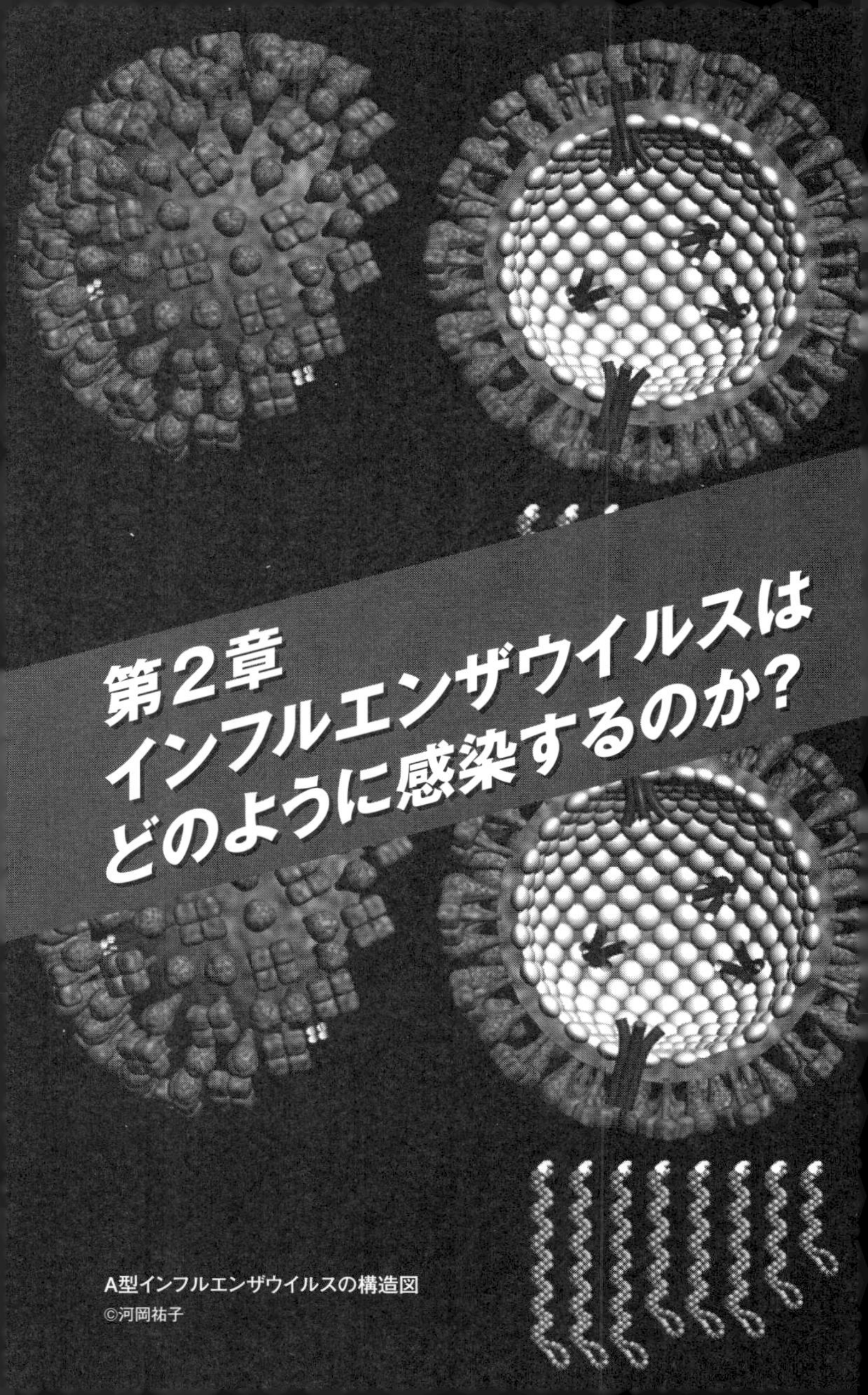

# 第2章
# インフルエンザウイルスは どのように感染するのか？

A型インフルエンザウイルスの構造図
©河岡祐子

「ウイルス」という言葉を聞いて何を連想されるだろうか。「病気の原因となるもの」「生物とも無生物ともつかない得体の知れない不気味なもの」。多くの方はこんなイメージを持たれるのではないだろうか。こうした直感的な印象は、生物学的な定義とはいいがたいが、反面、ウイルスの本質を捉えているともいえる。

そもそもウイルス(virus)は、ラテン語で「毒素」を意味する言葉で、これが転じて、病気を引き起こす毒、すなわち病原体の意味を持つにいたった。しかし病原体の実体が何であるかは、ウイルスという概念を思いついた古代ギリシャ人には知る術がなかった。

紀元前四世紀、汚染された悪い空気(=瘴気)と接触することで病気になるという「ミアズマ(瘴気)説」が登場する。現在からすると、荒唐無稽な珍説の類だが、実に二〇〇〇年以上の長きにわたって通説の地位を占め続けた。

インフルエンザの存在は古くから知られてきたが、「インフルエンザ」という名前を付けたのは一六世紀のイタリア人だ。当時のヨーロッパの科学的知識は、古代ギリシャの「ミアズマ説」からほとんど進歩しておらず、ウイルスや細菌などの病原体によって感染症が起こるという概念がなかった。当時、インフルエンザは毎年冬になると流行することから、冬の天体や寒さにより発生するものだと考えられた。イタリアで「天の影響」を意味する「influentia coeli」が、その名の由来である。

## インフルエンザウイルスの発見

インフルエンザの病原体がウイルスであることは、今では小学生でも知っている。しかし、それがわかったのは二〇世紀に入ってからだ。

一九世紀後半、近代細菌学の開祖とされるドイツ人科学者ロベルト・コッホが固体培地による細菌の培養法を開発すると、複数の細菌が混ざった中から、一つ一つの細菌を個別に分けることが可能となり、病原体の研究が一挙に進むようになる。

最初に病原体としてのインフルエンザに挑んだのは「日本の細菌学の父」と呼ばれた北里柴三郎と、ドイツのリヒャルト・ファイファーだった。一八九二年、彼らは、インフルエンザに感染した患者の気道から、病原体と疑われる細菌を分離し、インフルエンザ菌と名付け、それぞれ単独で論文を発表した。しかし、その後インフルエンザの病原体はウイルスであることが明らかになり、インフルエンザ菌は、インフルエンザとは関係がないことが判明した。

北里らが、インフルエンザを細菌伝染病と考えたのは無理もなかった。当時は、まだ「ウイルス」という概念が存在していなかったからだ。奇しくも、彼らが「インフルエンザ菌の分離に成功した」と宣言したのと同じ年、ロシアのドミトリ・イワノフスキーが、タバコモザイク病の病原体を含む液を、素焼きの陶板でできた細菌濾過器に通す実験を行い、細菌より小さい微小病原体「ウイルス」の存在を証明することに成功している。

ヒトに感染するインフルエンザウイルスが分離されたのは、それから約四〇年も経った一九三三年のことだ。イギリス人科学者スミスらは、インフルエンザに感染した患者の咽頭部から採った液をさまざまな動物に接種する実験を繰り返した。しかし、ヒトに感染するインフルエンザウイルスは、実験動物として広く使われていたマウスやウサギに感染する能力がなかった。試行錯誤の末、スミスらはイタチ科のフェレットに病原体を感染させることに成功する。そして、その病原体を含む液を、細菌濾過器を用いて濾過し、濾液からも感染性が失われないことを明らかにし、インフルエンザの病原体が、ウイルスであることを証明した。その後、インフルエンザウイルスは、ヒトだけでなく豚や鳥にも存在する病原体であることが突き止められるが、その起源が共通のウイルスで「種の壁」を越えた感染をすることは、一九七〇年代までわからなかった。

| | A型 | B型 | C型 |
|---|---|---|---|
| 症状 | 典型的 | 典型的 | 軽度 |
| 亜型 | H1〜H16<br>N1〜N9 | なし | なし |
| 宿主 | ヒト、鳥、豚<br>馬、その他 | ヒト<br>（アザラシ） | ヒト<br>（豚） |

**図2-1　インフルエンザウイルスにはA型、B型、C型の3種類がある**

## 電子顕微鏡が映し出したウイルスの正体

一九五〇年代以降、電子顕微鏡やRNAの解析技術が飛躍的な進歩を遂げたこともあって、現在ではインフルエンザウイルスについて分子レベルでかなり詳しいことがわかってきている。

インフルエンザウイルスは、A型・B型・C型の三タイプに分けられる（図2－1）。このうち、ヒト、鳥、豚、馬など幅広い宿主に感染し、強い病原性を発現するのがA型である。これに対して、B型ウイルスは、アザラシから分離されたという報告もあるが、感染する宿主が、ヒトなどに限定される。感染後の症状はA型に似ている。A型とB型は季節性インフルエンザとして毎年流行を繰り返している。

C型ウイルスは、豚から分離されたこともあるが、主にヒトを宿主としている。子供に感染すると、A型ウイルスのように呼吸器症状が出るものの、大人の場合は、感染しても症状は軽い。

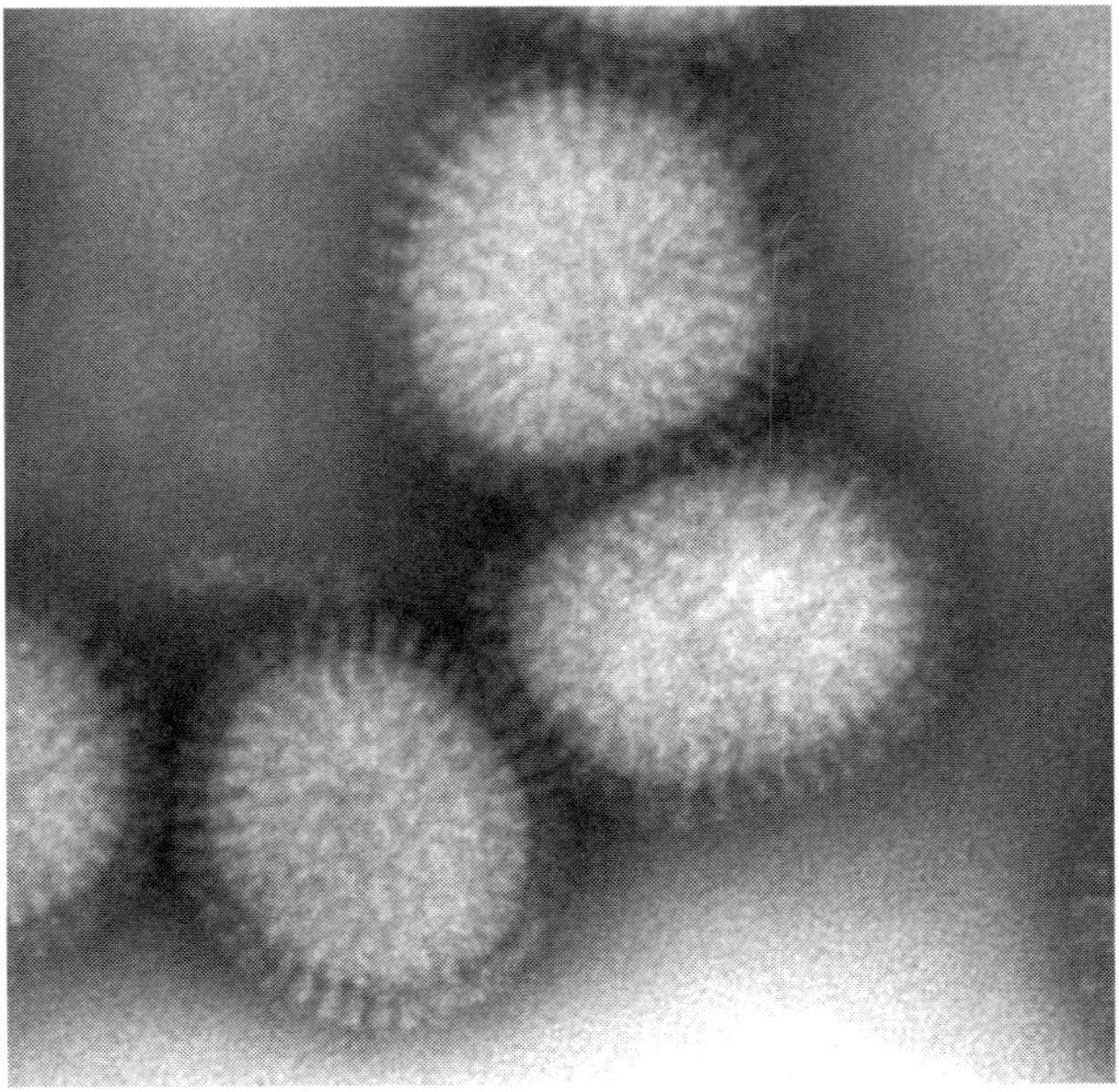

**写真　インフルエンザウイルスの電子顕微鏡写真（撮影：野田岳志）**
表面に釘状のスパイクタンパク質が見える

パンデミックを起こす可能性があるのが、多くの動物種が感染し、さまざまな亜型を持つA型インフルエンザウイルスだ。以後、本書では特に断りのない限り、インフルエンザウイルスという記述は、A型インフルエンザウイルスを指しているものだとご理解いただきたい。

上の写真は、本書の主役であるインフルエンザウイルスを、電子顕微鏡で捉えたものだ。ウイルスの外被膜（エンベロープ）から釘のような突起物が出ているのがはっきりとわかる。こうした釘状のタンパク質のことを、「スパイクタンパク質」（スパイク［spike］は釘の意）という。写真ではわかりにくいが、スパイクタンパク質は、ヘマグルチニン（HA）、ノイラミニダーゼ（NA）の二種類で構成されている。この二つがインフルエンザウイルスの性質を決定づける重要な役割を果たしている。

39ページの図2－2は、A型インフルエンザウイルスの構造を模式的に表したものである。私たち人間のゲノムは、二本鎖のDNA（デオキシリボ核酸）であるのに対して、インフルエンザウイルスのゲノムは、一本鎖のRNA（リボ核酸）で、しかも八本に分かれている。

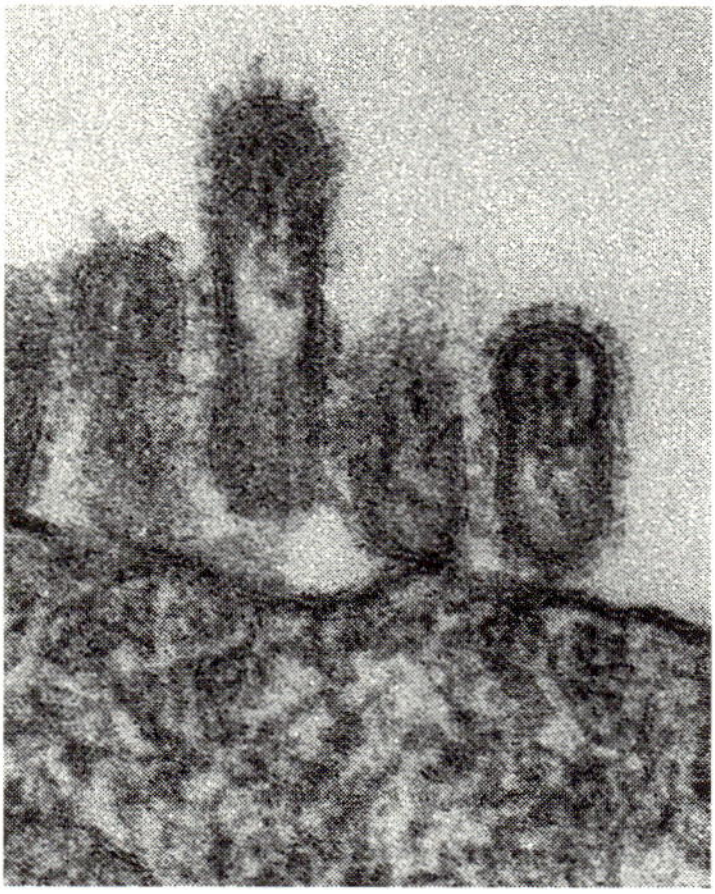

**写真　インフルエンザウイルスが細胞表面から遊離する瞬間（撮影：野田岳志）**

インフルエンザウイルスのRNAは、RNA単独では存在しておらず、核タンパク質（NP）、およびRNAを合成するRNAポリメラーゼ（PA、PB1、PB2の三種類のタンパク質で構成）と結合している。これをRNAタンパク質複合体（RNP）と呼ぶ。すなわちインフルエンザウイルスには八本のRNA分節が存在することになる。

上の写真を見ていただきたい。これは、私たちの研究室の野田岳志（特任助教）が、イ

## A型インフルエンザウイルスが作り出すタンパク質

**HA** インフルエンザウイルスの粒子表面に突出しているスパイクタンパク質。HAの抗原性の違いにより、16の亜型に分類される。H5N1亜型の「H5」とは、HAの亜型が5型、という意味である。HAが宿主細胞表面にある受容体と結合することにより感染が始まる。ウイルスが伝播力を持つためには、HAが「開裂」(2つに分割される)する必要がある

**NA** インフルエンザウイルスの粒子表面に突出しているスパイクタンパク質。NAの抗原性の違いにより、9つの亜型に分類される。H5N1亜型の「N1」とは、NAの亜型が1型、という意味である。インフルエンザウイルスの粒子が、細胞表面から遊離する際に、細胞表面の受容体との結合部分(シアル酸)を切り離す

**NP** インフルエンザウイルスの主要構成タンパク質。NPタンパク質は小さい球状粒子で、これが横に並んでラセン構造をとり、8つのウイルスRNA分節と結合してRNAポリメラーゼとともに8つのRNP(RNA-NP:RNAタンパク質複合体)を形成する

**M2** HA、NAとともに、ウイルス膜上に存在するが、その数は非常に少ない。水素イオンをウイルス内部に導入するイオンチャネル活性を持つ。ウイルス粒子内に水素イオンが流れ込むことで、内部が酸性になり、RNAタンパク質複合体とウイルスの殻(外被膜)との結合が緩む。M1タンパク質と同じRNA分節(M)から作られる

**M1** インフルエンザウイルスの殻(外被膜)を裏打ちしており、ウイルス粒子の構造保持に不可欠なタンパク質。RNPの細胞内輸送や、RNA合成の抑制などの機能も有する。M2タンパク質と同じRNA分節(M)から作られる

**PA** **PB1** **PB2** インフルエンザウイルスのRNAを合成するRNA合成酵素(RNAポリメラーゼ)を構成するタンパク質群。3つのサブユニットで複合体を構成している。PB1を作る分節(PB1)からは、PB1-F2という小さなタンパク質も作られ、アポトーシスの誘導、宿主の免疫応答抑制などに関与している

**NS1** 抗ウイルス作用を持つインターフェロンを制御するタンパク質。ウイルスに感染した細胞内で働き、宿主の免疫防御システムを妨害する。NS2と同一のRNA分節(NS)から作られる。注:NS1は非構造タンパク質で、ウイルス粒子中には取り込まれない

**NS2** ウイルスRNPの核外輸送に関わっており、NEP(Nuclear Export Protein:核外輸送タンパク質)とも呼ばれる。NS1と同一のRNA分節(NS)から作られる

**A型インフルエンザウイルスの構造**

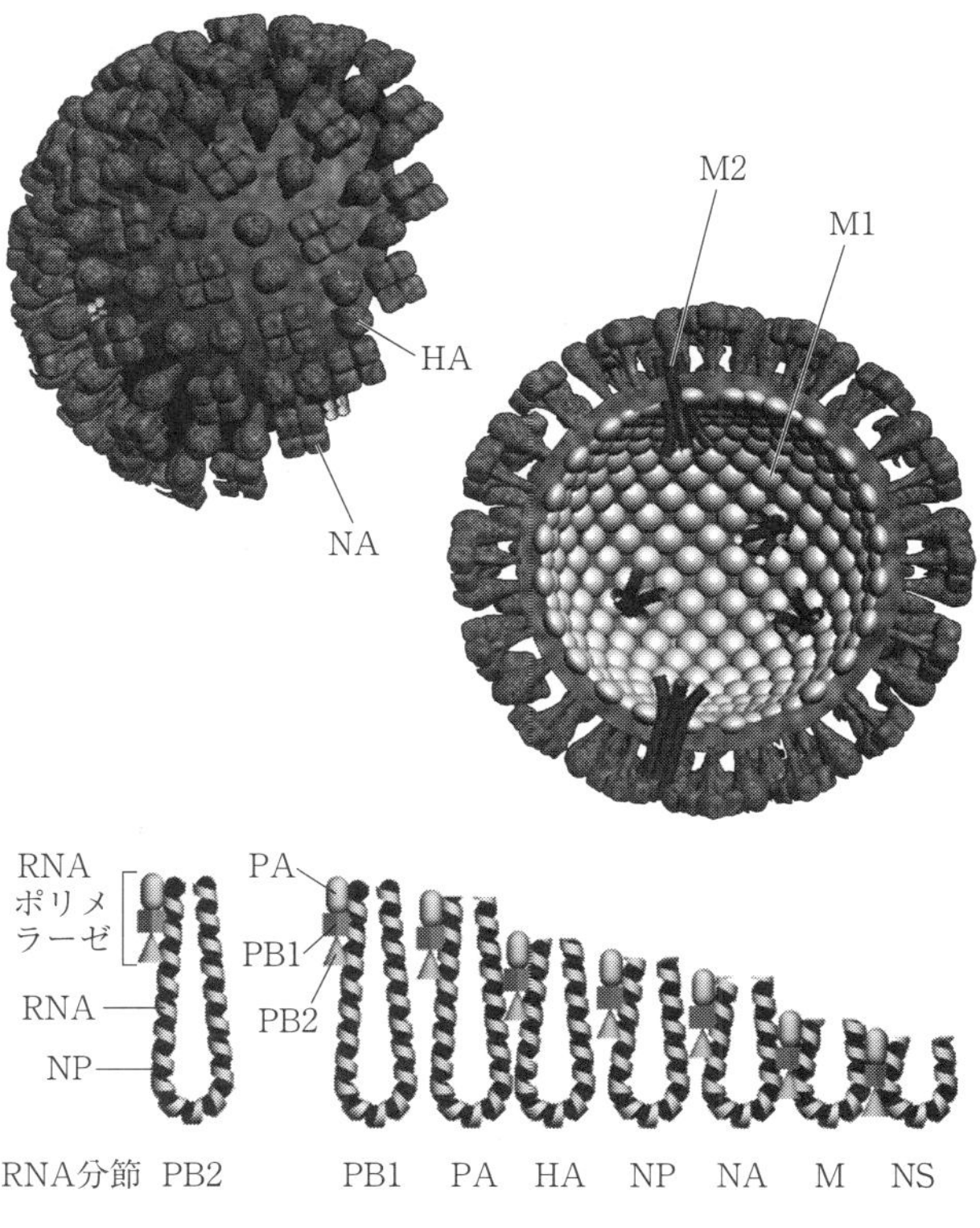


**図2-2　A型インフルエンザウイルスの構造とタンパク質の種類**
A型インフルエンザウイルス粒子は、9種類の構造タンパク質と8種類のRNA分節(RNP)で構成される。ウイルスの表面はHA(ヘマグルチニン)、NA(ノイラミニダーゼ)、M2タンパク質で埋め尽くされている
注：少量のNS2も粒子中に存在することが確認されているが、局在が不明なので図中には示していない

ンフルエンザウイルスが細胞から遊離する瞬間を電子顕微鏡で捉えた写真だ。このウイルス粒子を輪切りにして顕微鏡写真を撮ると、写っているRNAタンパク質複合体の数が切断面によって違うことがわかる（図2－3）。これは八本のRNA分節の長さがそれぞれ異なるためだ。インフルエンザウイルスには、RNAタンパク質複合体を規則正しく配置してパッケージにする機能があると推測される。

インフルエンザウイルスの模式図をご覧いただければわかるとおり、その構造はいたってシンプルだ。細胞の模式図には、核や小胞体、ゴルジ体、ミトコンドリアなどさまざまな細胞小器官が描かれるのに対して、A型インフルエンザウイルスの構成要素は、九種類のタンパク質とRNAのみ。わずかこれだけの「部品」で、ウイルスを組み立てている。

ウイルスの内部には、細胞内に見られるようなダイナミックな物質の動きはまったくない。ウイルスが細胞に取りつくまでは、その内部はRNAとタンパク質が配置されているだけだ。ウイルスがしばしば「分子機械」にたとえられるのも、何となくご理解いただけると思う。

A型インフルエンザウイルスの表面は、三種類のタンパク質でビッシリと埋め尽くされている（前ページ、図2－2）。三種類のタンパク質とは、HA、NA、そしてM2タンパク質だ。

A型インフルエンザウイルスの種類を表すのに、H5N1亜型、H1N1亜型のような言い方をするが、このHはHA（ヘマグルチニン）に対応し、NはNA（ノイラミニダーゼ）に対応す

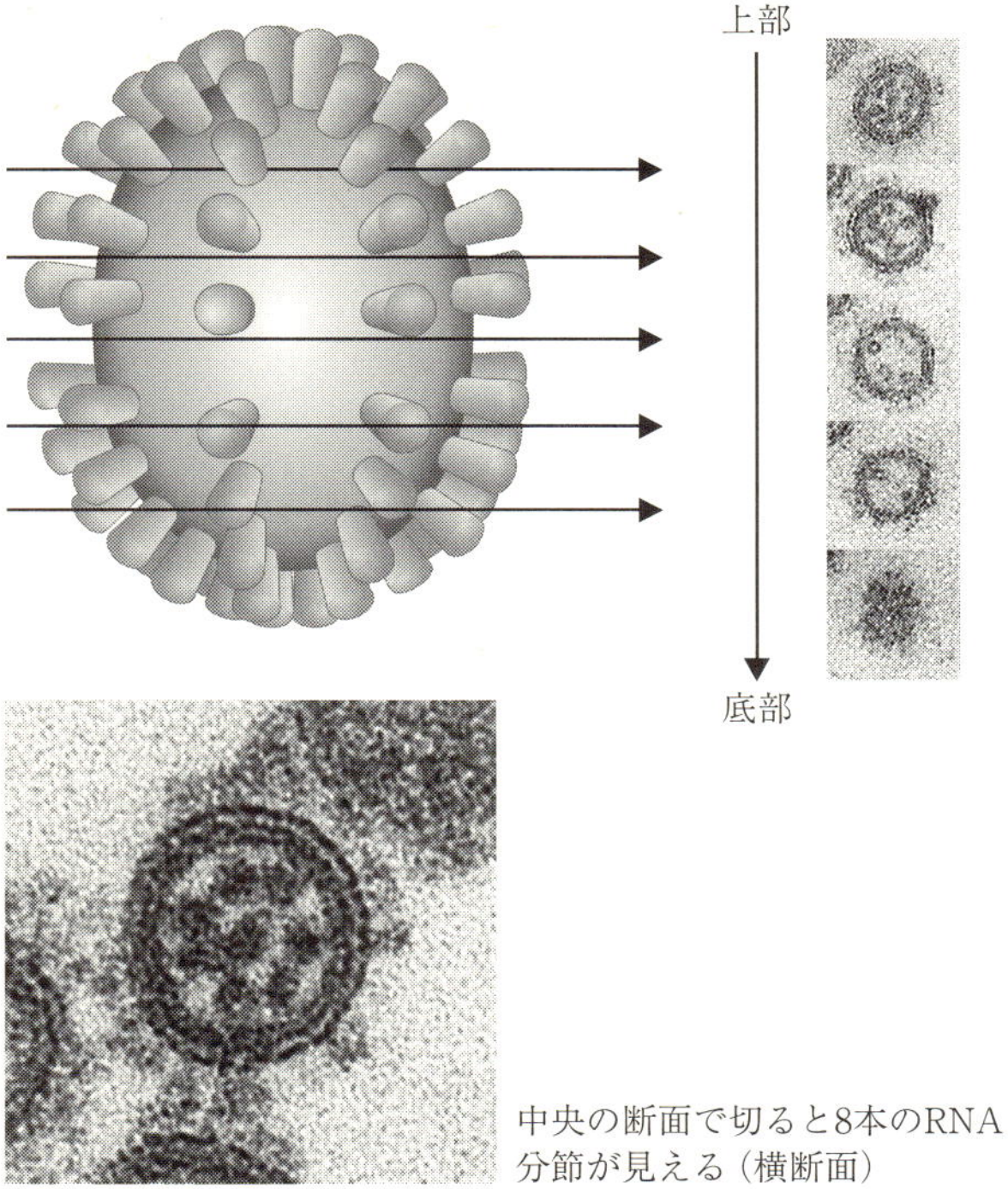
上部
底部
中央の断面で切ると8本のRNA
分節が見える（横断面）

**図2-3　RNAタンパク質複合体の断面図とインフルエンザウイルス粒子の立体モデル（撮影：野田岳志）**

RNAタンパク質複合体の断面図を見ると、写っているRNAタンパク質複合体の数が異なる。これは、長さの異なる（種類の異なる）8本のRNA分節がウイルス粒子中に存在することを意味するる。HAには一六種類の亜型（H1〜H16）が、NAには九種類の亜型（N1〜N9）があり、この組み合わせで、A型インフルエンザウイルスをタイプ別に分類しているのだ。正式名称は忘れても構わないが、このアルファベットの略称を覚えておくと、本書の理解が格段に進むので、ぜひ頭の片隅に置いていただきたい。

ちなみに、一九七七年以降季節性インフルエンザウイルスとして毎年流行を繰り返しているのが、A型インフルエンザウイルスのH3N2亜型（香港型）とH1N1亜型（ソ連型）とB型インフルエンザウイルスの三種類である。

## 動力のない分子機械になぜ感染能力があるのか

核酸とタンパク質からなる単純な構造体であるウイルスには代謝機構がなく、エネルギーを合成できない。駆動力を持たないウイルスは、宿主となる生物に、自らの力で近づくことができない。したがって、細胞への感染も基本的に運まかせということになる。

空気中に漂うインフルエンザウイルスは、それを吸い込んだ宿主の気道の粘膜にくっつく。そして宿主の細胞内に侵入してRNAを送り込み、代謝機構を乗っとって大量の〝子ウイルス〟を作り出す。そして、宿主の生体反応を利用して、ウイルス粒子を排出する。

インフルエンザにかかった人が、咳やくしゃみをすると、鼻や口からウイルスを含んだ分泌物が大量に放出される。一回の咳で飛散する飛沫の数は約五万個、くしゃみにいたっては約一〇万個の飛沫が飛び散る。しかもこの一つ一つの飛沫それぞれに、ウイルスがたっぷりと含まれている。したがって、辺り構わず、咳やくしゃみを連発している感染者の周囲には、天文学的な数のウイルスが浮遊していることになる。

だが、ウイルスの感染性が永遠に続くわけではない。たとえばウイルスが宿主の細胞に吸着するためには、外被膜から飛び出しているスパイクタンパク質ＨＡが正常に機能することが必要だ。もし、ＨＡが物理的に破壊されたり、化学的に変性したりすれば、ウイルスは細胞に吸着する能力を失う。このようにウイルスが感染性を失うことを「不活化」という。不活化したウイルスはもはや自らの遺伝子を増やすことはできない。いうなれば「ウイルスの死」である。

## 細胞内部への侵入過程

では、宿主の体内に侵入することに成功したインフルエンザウイルスは、細胞膜で保護された細胞質の中にどのようにして侵入するのだろうか。そのプロセスを駆け足で説明してみよう。

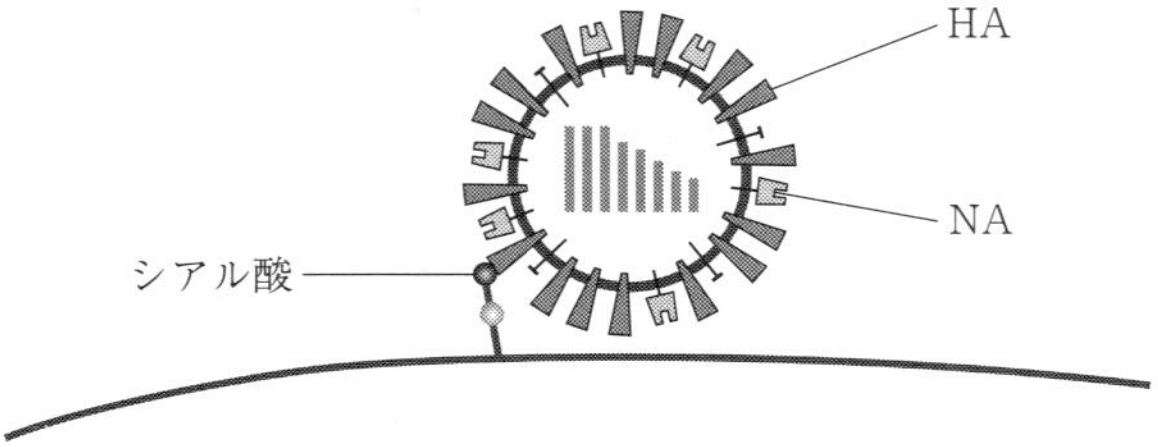


①インフルエンザウイルスの表面にあるスパイクタンパク質HAが、細胞表面にある受容体のシアル酸と結合する

**図2-4　インフルエンザウイルスが細胞に感染する一連の流れ**
**❶細胞膜表面への吸着**

## ❶細胞膜表面への吸着

感染は、インフルエンザウイルス粒子と細胞との物理的な衝突によりスタートする。この衝突は偶然の産物であるが、吸着できるかどうかは、衝突した細胞とウイルスの相性で決まる（図2－4）。両者の関係は「鍵」と「鍵穴」の関係にたとえられる。

インフルエンザウイルスの場合、ＨＡが「鍵」の役割を担っている。一方、侵入される側の宿主細胞の膜表面には、さまざまな受容体物質が並んでおり、このうちウイルスのＨＡがぴったり合うものが「鍵穴」となる。「鍵」と「鍵穴」が合致したときのみ、ウイルスは細胞表面に取り付くことができる。そのため、ウイルスによって吸着できる宿主や器官・細胞が特定されるのである。しかし、吸着できたからといって、その細胞で必ず増殖できるというものではない。吸着できて、なおかつ細胞内で増殖することができるかどうかにより、宿主が決定されるのである。ち

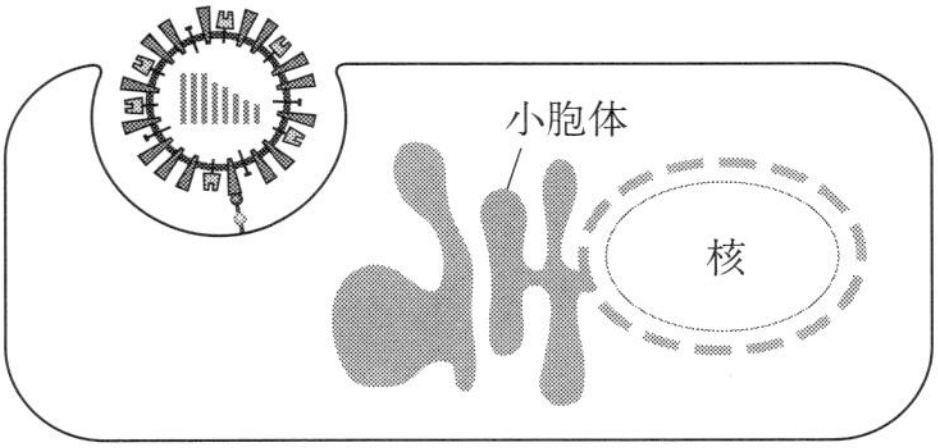


②細胞膜でウイルスを包み込むようにして、細胞の内部に取り込む「エンドサイトーシス」が起きる

**図2-5　インフルエンザウイルスが細胞に感染する一連の流れ**
**❷細胞内への侵入**

なみに、インフルエンザウイルスが吸着するのは、シアル酸を末端に持つ糖タンパク質や糖脂質である。

## ❷細胞内への侵入

細胞膜表面にインフルエンザウイルスがくっつくと、物質を細胞内にまるごと取り込む「エンドサイトーシス」という作用が働く（図2－5）。意外に思われるかもしれないが、細胞のほうがウイルス粒子を積極的に吸収しようとするのだ。

生物は、細胞膜によって閉じられた空間で、さまざまな化学反応を行い、そこで生まれた産物によって生命活動を営んでいる。活動を維持するためには、材料となる物質を細胞外から定期的に取り込む必要がある。しかし、タンパク質のような巨大分子は細胞膜を通り抜けできない。そこで細胞は、自ら大きなくぼみを作って巨大分子を丸呑みする。インフルエンザウイルスは、細胞の物質交換に必須のシステムをうまく利用して、まんまと細胞内に侵入するわけだ。

### ❸脱殻

インフルエンザウイルスの場合、細胞内に取り込まれただけでは増殖は始まらない。細胞に丸呑みされたインフルエンザウイルスは、宿主の細胞膜でできたエンドソームという小胞の膜に取り囲まれており、宿主の細胞質成分とは隔絶されている。また、インフルエンザウイルスのRNAは、前述したとおり、さまざまなタンパク質と結合したRNAタンパク質複合体（RNP）として存在しており、ウイルスの外被膜（エンベロープ）に固定されている。増殖を始めるには、宿主細胞の膜（エンドソーム）と外被膜を破壊し、さらにRNPを細胞質内に送り込まなくてはならない。やたらと面倒なのだ。

しかし、実にうまくできたもので、インフルエンザウイルスはこうした障害もなんなく乗り越えてしまうシステムを持っている。ここで活躍するのが、インフルエンザウイルスの三つの膜タンパク質のうち最も数の少ないM2タンパク質（図2－6）だ。M2タンパク質は、水素イオンをウイルス内部に導入するイオンチャネルの働きを持っている。宿主細胞のエンドソームの内部は酸性に保たれているため、ウイルスがエンドソームに取り込まれると、M2タンパク質のイオンチャネルが活性化され、ウイルス粒子内に水素イオンが流れ込み、内部が酸性になる。その結

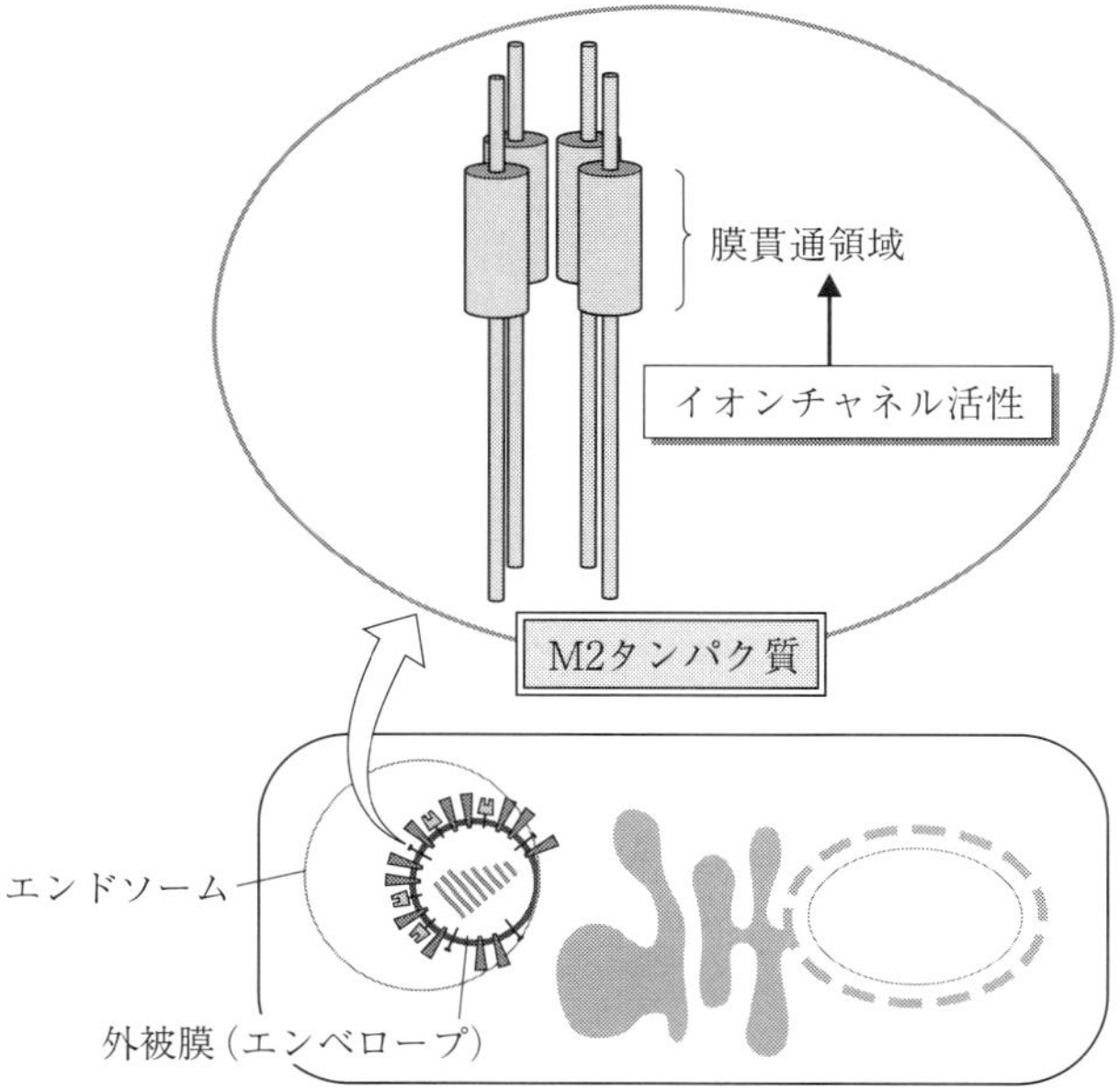


③ウイルスのRNAタンパク質複合体を守る外被膜と、細胞膜に由来するエンドソームという小胞の膜が融合し、「脱殻」が起きる

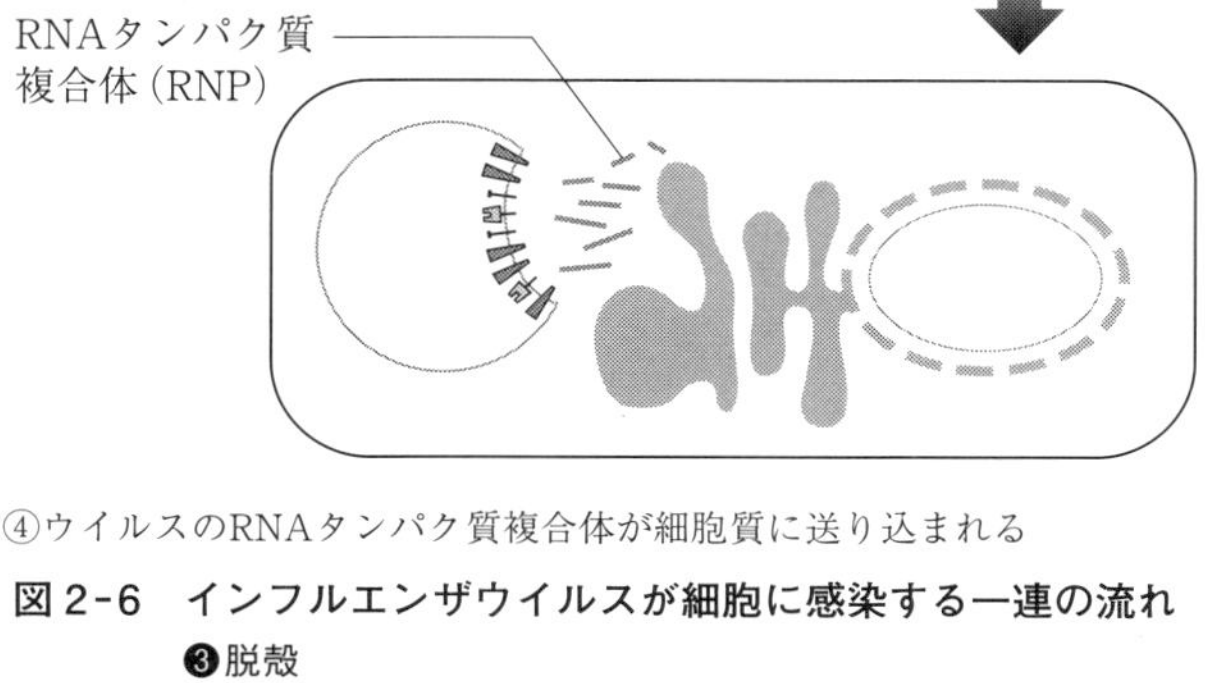


④ウイルスのRNAタンパク質複合体が細胞質に送り込まれる

**図2-6　インフルエンザウイルスが細胞に感染する一連の流れ**
**❸脱殻**

果、RNPとウイルスの殻（外被膜）との結合が緩む。

M2タンパク質と並行して活躍するのが、前述のHAというスパイクタンパク質だ。HAはエンドソームの酸性条件下で立体構造が変化して、宿主細胞のエンドソームと、ウイルスの外被膜を融合させる（図2－6、③）。そして、膜融合によって宿主の細胞質と、ウイルス粒子の内部がつながり、ウイルスのRNPが細胞質の中に放出されるのだ（図2－6、④）。この一連の過程のことを「脱殻」という。

❹ウイルスRNAとタンパク質の合成

脱殻によって、自由になったインフルエンザウイルスのRNPは、宿主の核の内部に入り込む（図2－7、⑤）。

ここからがウイルスのすごいところだ。宿主細胞の細胞小器官を使って、自分（ウイルス）のRNAや、タンパク質をせっせと作るのである。このとき、子孫ウイルスを構成する部品（RNAやウイルスの構造を担うタンパク質）だけでなく、その製造に必要な道具（酵素など）も作る。もちろん、材料はすべて宿主細胞にあるものを拝借する。

宿主の細胞の中には、ウイルスのゲノムを複製する酵素が存在しない。そこで、インフルエンザウイルスは、自らのRNAの鋳型を作る酵素「RNAポリメラーゼ」を構成するタンパク質

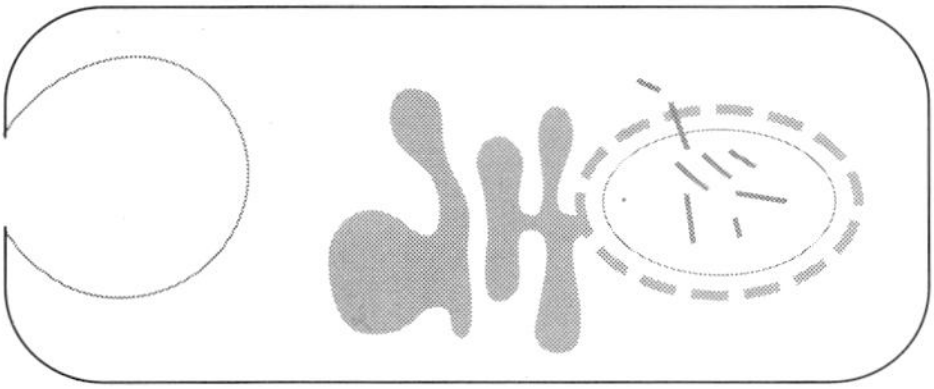

⑤細胞内に送り込まれたインフルエンザウイルスのRNAタンパク質複合体（RNP）は、感染した細胞の核へ運ばれる

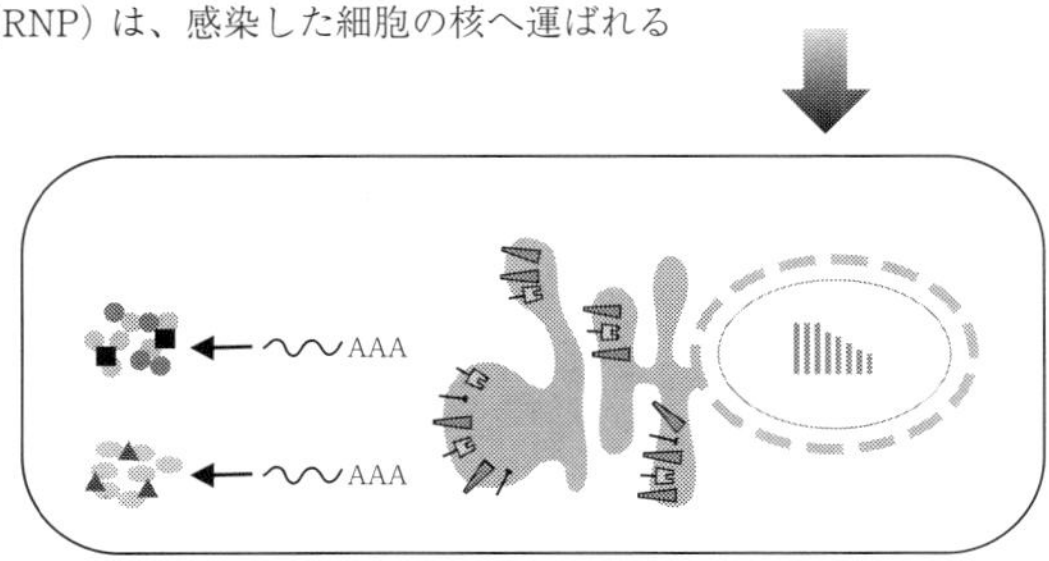


⑥ウイルスのRNAポリメラーゼの働きにより、ウイルスのRNAの鋳型が複製され、RNAに記録された情報に従って、HA、NA、M1など、ウイルスを構成するタンパク質が合成される

**図2-7　インフルエンザウイルスが細胞に感染する一連の流れ**
**❹ウイルスRNAとタンパク質の合成**

（ＰＢ１、ＰＢ２、ＰＡ）を優先して作ろうとする。このように感染直後に盛んに合成される、ウイルス由来のタンパク質のことを「初期タンパク質」という。同時に、自身のＲＮＡの鋳型となるＲＮＡも合成する。

初期タンパク質と鋳型となるＲＮＡの準備が整うと、ウイルスは、自身のＲＮＡの複製と並行して、それを保護するＭ１タンパク質や感染に必要なＨＡ、細胞表面からの遊離に必要なＮＡなどの「後期タンパク質」を大量に合成していく（図２－７、⑥）。これらがウイルス粒

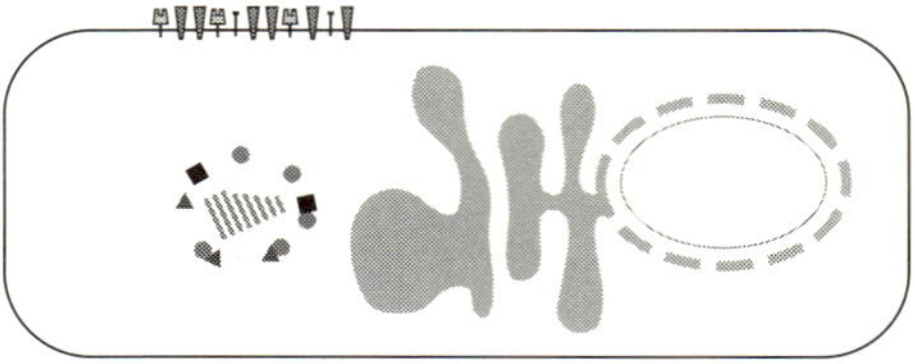

⑦RNP構成タンパク質（NP、PB2、PB1、PA）は核内に移行し、新たに複製されたウイルスRNAと結合し、RNP複合体を形成する。M1およびNS2も核内に移行し、RNP複合体は、M1とNS2の助けにより核外に輸送される。一方、ウイルスの膜タンパク質であるHA、NA、M2は、小胞体からゴルジ体へと輸送されると、トランスゴルジ網を介して細胞表面へ輸送される

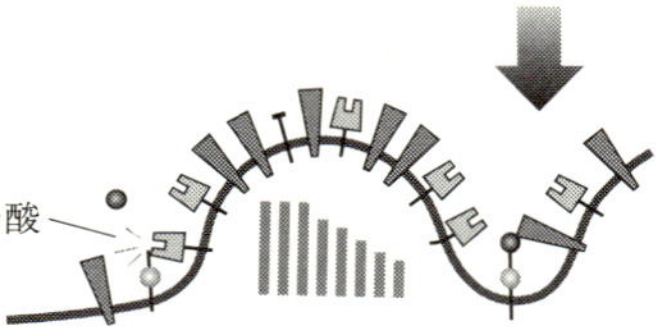


⑧細胞質に移行したRNP複合体は、出芽の場である細胞膜直下へと輸送され、この細胞膜を身にまとう形で、細胞膜表面にウイルス粒子のくびれが生じる。ウイルス粒子の構成要素が揃い、ウイルス表面にあるNAの働きによって、細胞表面に存在するシアル酸が切断されると、「ウイルスの子供」が誕生する

**図2-8　インフルエンザウイルスが細胞に感染する一連の流れ**
**❺粒子の形成と放出**

子を構成する部品となる。

## ❺粒子の形成と放出

新しく合成されたRNP構成タンパク質（NP、PB2、PB1、PA）は核内に移行し、ウイルスRNAと結合し、RNPを形成する。M1とNS2も核内に移行し、これらのタンパク質の助けにより核外へと輸送される（図2−8、⑦）。細胞質に移行したRNPは、出芽の場である細胞膜下に運ばれる。

一方、インフルエンザウイルスの膜タンパク質であるHA、NA、M2は、宿主細胞の小胞

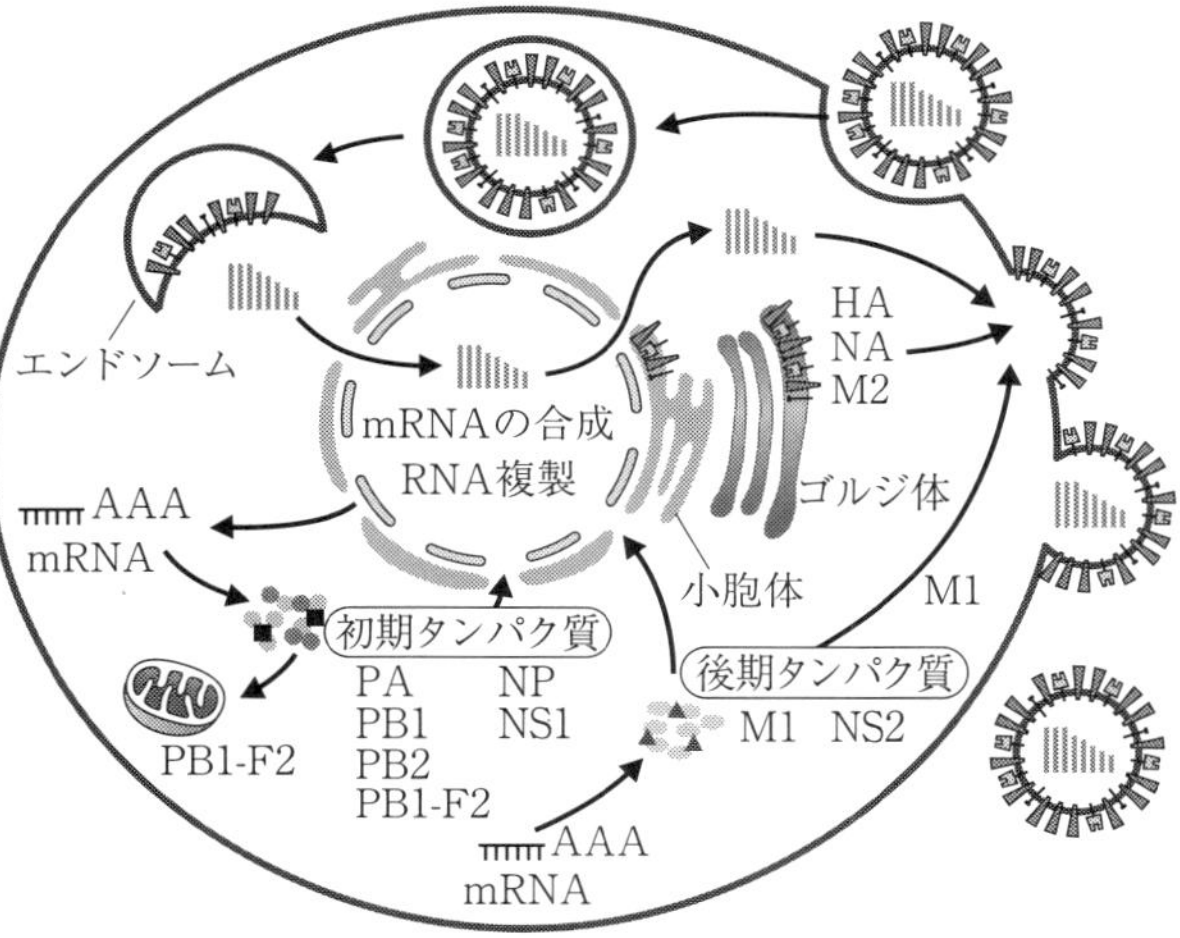


**図2-9　インフルエンザウイルスの増殖環**

体で合成された後、ゴルジ体を経て細胞膜へと運ばれて膜上に並べられていく。そして、細胞膜下のＲＮＰを包み込み、細胞膜に茶巾絞りのようなくびれが生じて、「ウイルスの子供」が細胞膜表面から遊離しようとする（図2－8、⑧）。

ただし、このままでは「ウイルスの子供」は細胞表面にある受容体の先端にあるシアル酸という物質に結合するので、細胞表面から遊離できない。そこで活躍するのが、スパイクタンパク質ＮＡだ。ＮＡはシアル酸を切断し、誕生しかけのウイルス粒子を細胞表面から切り離す。ＨＡが宿主細胞に感染する際に必要な「接着剤」ならば、ＮＡは宿主細胞から離れるときに必要な「ハサミ」にたとえられるだろうか。

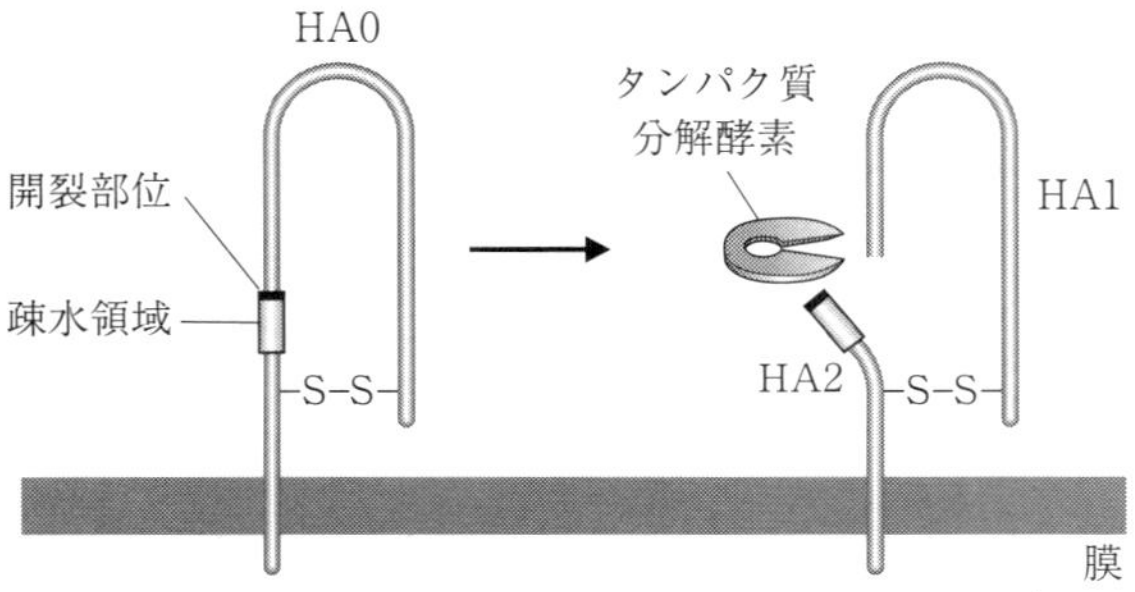


**図2-10　HAの開裂**
ウイルスが感染性を持つには、HAが細胞由来のタンパク質分解酵素によってHA1とHA2に開裂されなければならない。疎水領域がHA2末端に存在することがウイルスの感染に重要

ちなみに、インフルエンザウイルスが遊離する際、細胞膜の一部がウイルス粒子と一緒にもぎ取られる。これが外被膜（エンベロープ）となる。すなわち、ウイルスの外被膜とは、宿主の細胞膜をそのまま横取りしたものなのだ。

「まだあるの？」と呆れられてしまいそうだが、実は、これでインフルエンザウイルスの完全なる子孫ウイルスができるわけではない。感染性のあるウイルスにするためのもうひとつの工程が必要なのである。ここでも例のＨＡが登場する（何度もＨＡが登場するのに辟易（へきえき）している方も多いと思うが、いかにインフルエンザウイルスにとってＨＡが重要なのかがご理解いただけると思う）。

ＨＡは、感染細胞内で一本のタンパク質（ＨＡ０）として合成され、そのままウイルスの膜タンパク質となる。ＨＡ０は、宿主の細胞にある受容体と結合できるが、そのままでは感染に必要な膜融合を起こすことはできない。すなわち、ウイルスとして完成しても、細胞に感染する能力を持たないのである。膜融合能を獲得するためには、HA0がタンパク質分解酵素によりHA1とHA2の二つに切り離されなければならない。これを「開裂」（図2－10）という。開裂は病原性の強弱にかかわる重要なファクターだ。詳しくは第4章で後述する。

## ウイルスを抑制する免疫機構

感染した細胞膜を引きちぎり遊離するインフルエンザウイルスは、周辺の正常細胞に次々に取り付き、指数関数的にインフルエンザウイルスを増殖させていく。感染した細胞は、ウイルスに代謝機構を乗っ取られたうえに、遊離する際に細胞膜を切り取られてしまうため、細胞の維持に必要な物質やエネルギーが合成できなくなり、最終的に死にいたる。

しかし、私たちもインフルエンザウイルスの好き勝手をいつまでも許しているわけではない。ウイルス感染を食い止めようと免疫機構を発動し、ウイルスを攻撃したり、感染した細胞を自殺（アポトーシス）に導いたりする。

インフルエンザウイルスに感染すると、咳、くしゃみ、発熱、悪寒などさまざまな体調不良が

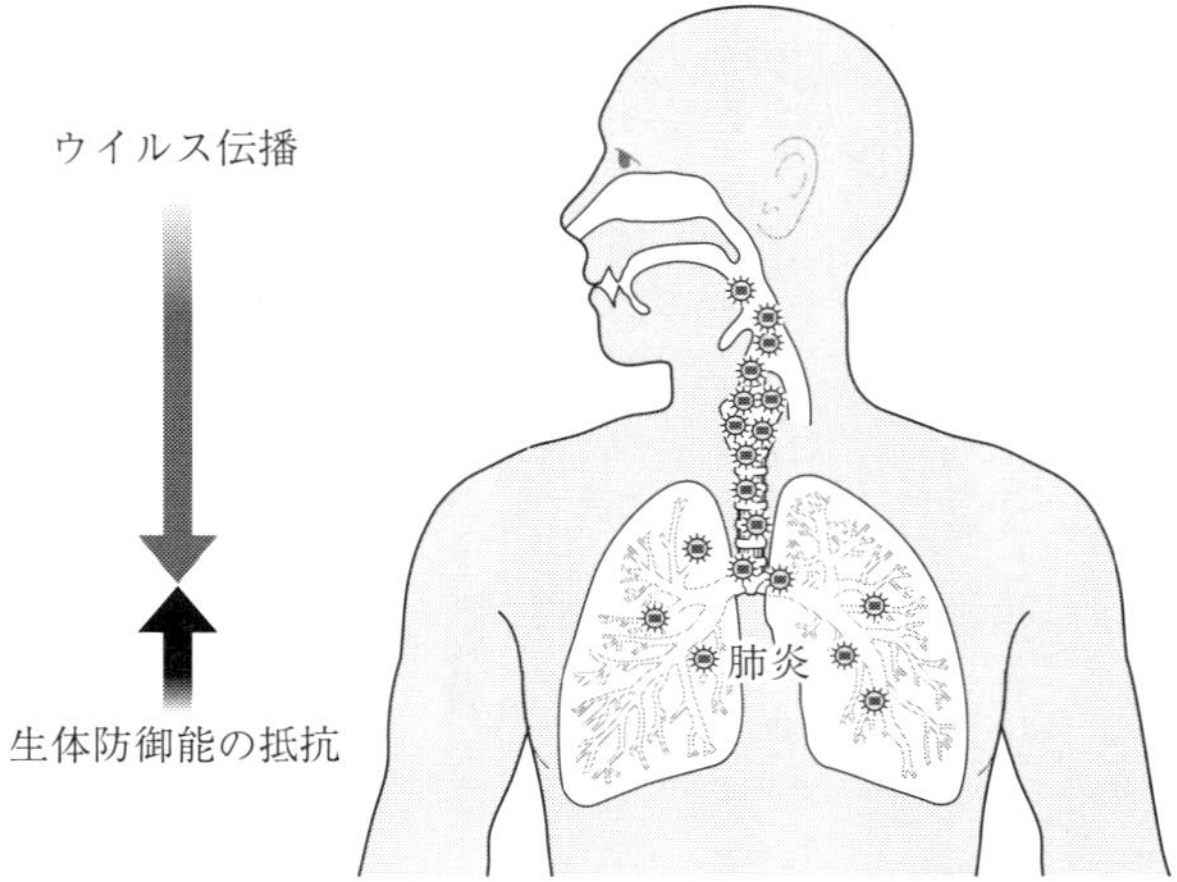


**図2-11　ウイルスが細胞内で増殖すると生体防御能が働き、その副産物としてさまざまな症状が現れる**

現れるが、これらは、インフルエンザウイルスと私たちの細胞との激しいせめぎ合いの副産物だ。生体防御機能がウイルス伝播の勢いを抑えきれないと、呼吸器官に炎症が起こり、時として肺炎になる（図2－11）。

また、ウイルスの増殖が進むと、サイトカインという物質が分泌される。サイトカインは、細胞から放出されて、免疫や抗ウイルスなどの生体防御にかかわる物質で、全身に向けてウイルスの増殖を抑えるよう指令を出す。その生体反応の副作用として、発熱、悪寒、筋肉痛、関節痛が起きる（図2－12）。このように私たちが自覚する体調不良は、ウイルスの増殖を抑えようとする、体の働きによる。

注意しておきたいのは、インフルエンザウ

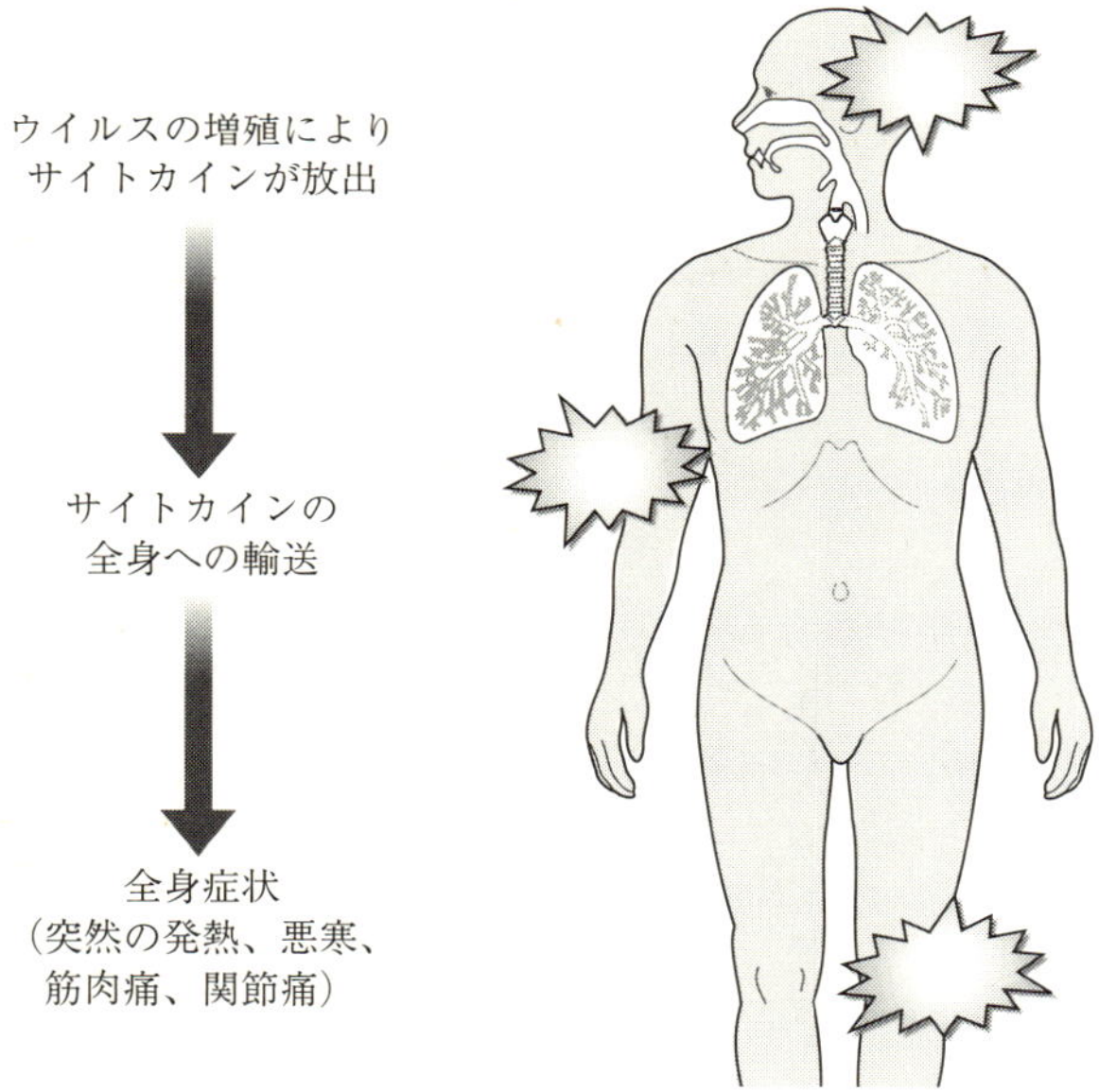


**図2-12　インフルエンザの典型的な症状は、ウイルスの増殖により体内にサイトカインが放出されることによって現れる**

イルスは宿主にさまざまなダメージを与えるが、ウイルスそのものには毒性はないという点だ。時折、新聞や雑誌には「インフルエンザウイルスの毒性が強まる」というような書かれ方をするが、前述したとおり、インフルエンザウイルス自体に毒性はない。インフルエンザウイルスには、「毒性」ではなく、「病原性」があるのである。

以上、駆け足になったが、本書を読むうえで必要になるインフルエンザウイルスの増殖・感染機構を説明した。次章より、新型インフルエンザウイルスについての解説に入りたい。

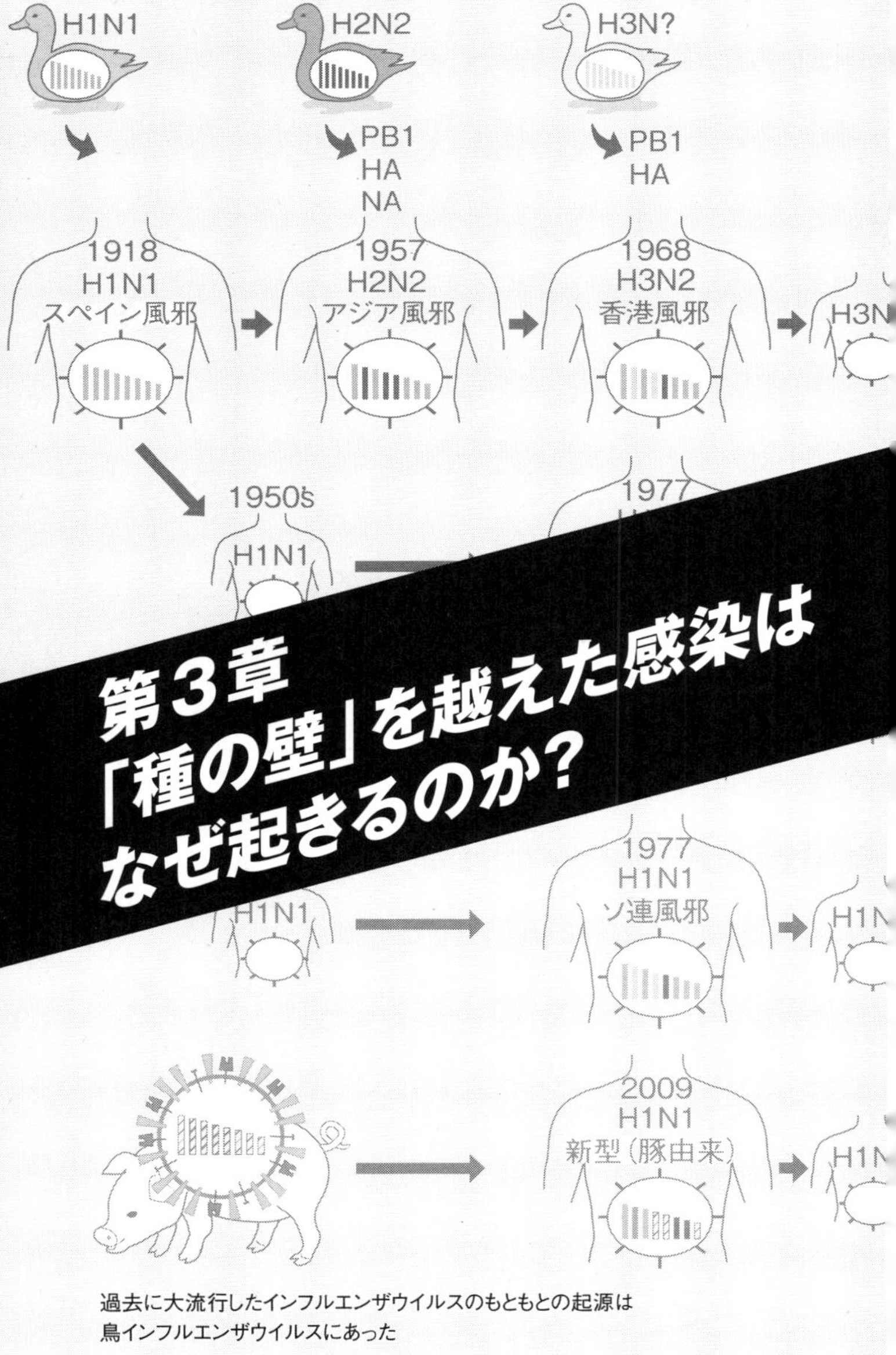


# 第３章
# 「種の壁」を越えた感染はなぜ起きるのか？

過去に大流行したインフルエンザウイルスのもともとの起源は
鳥インフルエンザウイルスにあった

二〇〇九年になって豚由来の新型インフルエンザ（A型、H1N1亜型）が世界で大流行しているが、実は豚由来のインフルエンザ（swine flu）がヒトの間で流行したのは今回が初めてのことではない。いまから約三〇年前、アメリカで豚由来のインフルエンザウイルスがヒトの間で流行し、「スペイン風邪の再来」と呼ばれ、全米をパニックに陥れた。

一九七六年二月五日、アメリカ東海岸のニュージャージー州にある米軍の陸軍基地フォート・ディクスで、一九歳の二等兵が病院に担ぎ込まれた。懸命の治療の甲斐もなく、この兵士は翌日急死。続いて、彼の周囲にいた四名が同様の症状を次々に訴えて、入院した。原因不明の感染症による集団感染を恐れた州の公衆衛生担当者が、検体をCDC（アメリカ疾病管理予防センター）に送付し、調査を依頼したところ、死亡した兵士から豚由来のH1N1亜型インフルエンザウイルスが発見され、基地内にいた五〇〇人以上の兵士が感染していたことが判明した。

当時、ヒトの間で流行していたインフルエンザウイルスはH3N2亜型（香港型）のみだった。ヒトに免疫がない新しいH1N1亜型ウイルスの感染が広がれば、パンデミックへ進展する危険があった。しかも、このウイルスは、これまでヒトで流行したことのない豚由来ウイルスである。従来のウイルスにはない病原性を発現する可能性もあった。仮に同じH1N1亜型であるスペイン風邪に匹敵する病原性を持つ新型インフルエンザウイルスが流行すれば、その被害は計り知れない。当時のCDCは、この新型インフルエンザによる死亡者は全米だけで一〇〇万人を超えると予測し、フォード共和党政権に対して、パンデミックを未然に食い止めるために、国民全員を対象にしたワクチン接種の必要性を訴えた。新型ウイルスの感染がいまだ広がっていない状態ではあったが、フォード大統領は、CDCの勧告を受け入れ、前例のない規模のワクチン接種計画を承認した。

感染確認から八ヵ月後に当たる一九七六年一〇月、歴史上初めてとなるパンデミック予防を目的とした大規模なワクチンプログラムが始まった。製造したワクチンの数は一億人分。フォード大統領が報道陣を集めて、自ら腕まくりをして注射を受けるパフォーマンスを見せる力の入れようだった。

しかし、事態は予期せぬ展開をみせる。事前の予想に反して、豚由来インフルエンザの感染は広がらなかったのである。一方で、ワクチンを接種した人の中からギラン・バレー症候群を発症するケースが続発した。ギラン・バレー症候群とは、筋肉を動かす運動神経が障害され、四肢に力が入らなくなる難病で、重症の場合には呼吸もできなくなり死にいたる。因果関係は不明だが、ワクチン接種の副作用が疑われた。

結局、豚由来インフルエンザワクチン接種後、三二人がギラン・バレー症候群で死亡し、数百人に後遺障害が残った。深刻なワクチン禍により、約四〇〇〇万人に予防接種した段階で計画は中止に追い込まれた。「スペイン風邪」の再来としてアメリカを恐怖に陥れた豚由来インフルエンザは、初期感染の死者一名、数名の重症者と、それをはるかに上回るワクチン禍の犠牲者を出すという悲劇的結末に終わる。なぜ、この新型ウイルスの感染が広がらなかったかについては現在でも明らかでない。

## 人獣共通感染症としてのインフルエンザ

いまでこそ、インフルエンザウイルスは種の壁を越えた感染をすることがわかっているが、一九七六年頃は、人獣共通感染症であることがようやくわかってきたばかりで、どのようなメカニズムで、異なる種の間でウイルスが伝播するのかは、ほとんどわかっていなかった。当時のアメリカの公衆衛生の専門家が、相当な危機感を持ったことは想像に難くない。

ヒト・豚・鳥に感染するインフルエンザウイルスの中で、もっとも早く分離されたのは鳥インフルエンザウイルスだ。しかし、一九〇二年に分離された当時は、きわめて高い伝播力と致死率から、「家禽ペストウイルス」と名付けられ、長い間インフルエンザウイルスとはまったく別の病原体だと考えられてきた。鳥に続いて一九三〇年に分離されたのは豚インフルエンザウイルス（A型、H1N1亜型）で、その三年後に、イギリスのスミスらがヒトインフルエンザウイルスの分離に成功する。遺伝学的な研究が行えるようになり、異なる動物種で発見された病原体が、共通のA型インフルエンザウイルスから派生したものであることがわかってきたのは、一九七〇年代に入ってからだ。

豚インフルエンザは、豚の間では定期的に流行を引き起こしている。年間を通じて発症し、晩秋から冬にはしばしば集団感染を起こす。ただし、症状は軽く、致死率もそれほど高くない。豚から主として分離されるインフルエンザウイルスは、H1N1、H1N2、H3N2、H3N1亜型である。

豚におけるインフルエンザは、一九一八年にアメリカのイリノイ州の農場での発生が報告されている。同時期にヒトの間で「スペイン風邪」によるパンデミックが発生した。ヒトで大流行したスペイン風邪が豚にも伝播したのか、それとは逆に豚のウイルスがヒトに伝播し、スペイン風邪を引き起こしたのかについては、いまだ明らかになっていない。詳しくは後述するが、二〇〇九年にパンデミックを起こした豚由来の新型インフルエンザウイルス（A型、H1N1亜型）は、一九一八年に豚で流行したウイルスの流れをくんでいる。

A型インフルエンザは、ヒト、豚、鳥のほかにも、猫、馬、犬、虎、ミンク、アザラシなど幅

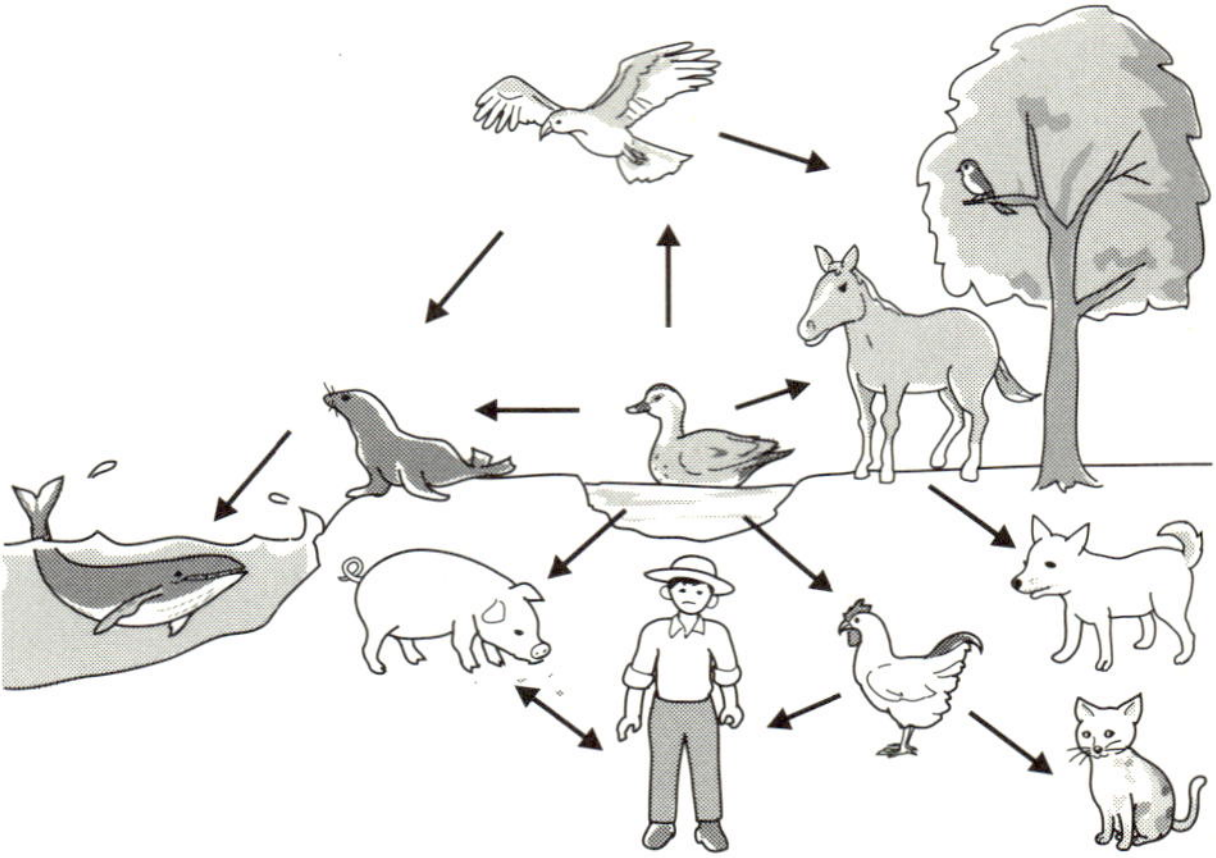

**図3-1　A型インフルエンザは、幅広い宿主に感染する人獣共通感染症である**

A型インフルエンザウイルスの起源は、渡り鳥などの水禽類鳥インフルエンザウイルスに行き着く

広い生物種がかかる人獣共通感染症である。A型インフルエンザウイルスは、鳥↓豚、ヒト↓豚、豚↓ヒトなど、種を越えた感染を頻繁に起こし（図3－1）、さまざまな遺伝的バックグラウンドを持ったインフルエンザウイルスが絶えず登場している。

最近では、アメリカで、馬に感染するインフルエンザウイルスが、ハウンドドッグというドッグレース用の競争犬に感染し、これがペット用の犬にも広がっていることが明らかになった。幸いにして、日本には感染が広がっていないが、日本でも流行する可能性がある。ヒトと犬とは濃密な接触をするので、今後は犬からヒトという、新たな種を越えた感染が起きる可能性もないとはいえない。

ヒトインフルエンザウイルスと鳥インフルエンザウイルスの関連性を世界で初めて指摘したのは、ニュージーランド生まれでアメリカに研究室を持つウイルス学者ロバート・ウェブスターだ。彼は、インフルエンザウイルス研究の歴史に残る大発見をいくつもしてきた研究者で、私（河岡）のアメリカ留学時代のボスである。

一九七〇年代にウェブスターが手がけた研究が契機になり、インフルエンザウイルスが「種の壁」を越えた感染を頻繁に起こすことが次々と明らかになった。ウェブスターは、ニワトリに感染するインフルエンザウイルスは、カモなどの野生の水禽類から伝播したこと、豚やヒト、アザラシなどの哺乳類に感染するインフルエンザウイルスの起源をたどると、水禽類の鳥インフルエンザウイルスに行き着くことなど、重要な報告を相次いで行った。一九八〇年代には、当時、私（河岡）も所属していたウェブスターのグループがA型インフルエンザウイルスのRNA分節はすべて、水禽のウイルスに由来することを分子生物学的に証明した。

## 「変異」はこうして起きる

「種の壁」というだけあって、種を越えた感染は容易ではない。他の生物種に感染するためには、HAやNAなどのスパイクタンパク質の設計図となるウイルス遺伝子の変異が必要だからだ。ヒトのような高等生物では、気が遠くなるような長い歳月を経るうちに遺伝子変異が少しずつ蓄積して、新しい形質が生まれる。しかし、インフルエンザウイルスは、他の生物種であれば何百万年もかかるような進化を、年単位、月単位でやり遂げる。なぜ、インフルエンザウイルスはそんなに速く進化できるのだろう。

鍵を握るのが遺伝物質の違いだ。高等生物は遺伝情報をDNAに記録しているのに対して、インフルエンザウイルスは遺伝情報をRNAに記録している。生物やウイルスはDNAやRNAを複製しながら子孫を増やしていくが、その際に一定の割合でコピーミスが生じる。DNAの場合は、DNAを複製するDNAポリメラーゼという酵素にコピーミスを修復する機能があるのだが、RNAを複製するRNAポリメラーゼにはそれに相当する機能がない。そのためRNAウイルスでは、ヒトに比べて一〇〇〇倍から一万倍の確率で遺伝子変異が生じる。

重要な遺伝子の複製ミスがあると、その個体は生存できなくなるため、こうした杜撰(ずさん)な管理は「種の存続」にかかわる致命傷となるのだが、インフルエンザウイルスの場合は、大量に「子孫ウイルス」が誕生するので、あまり大きな問題にならない。

一回のRNA複製で遺伝子変異が生じる確率は一定であるため、増殖すればするほど、遺伝子変異の回数も増える。ウイルスは、細胞分裂とは比較にならないスピードで増殖するため、短期間に変異を蓄積しやすい。また、インフルエンザウイルスは、ポリオウイルス、麻疹（はしか）ウイルス、C型肝炎ウイルスなどの他のRNAウイルスに比べても並外れた伝播力を持つので、多くの人が同じウイルスに対し免疫ができる。その結果、免疫を逃れることのできる遺伝子変異の入ったウイルスが選択的に生き残る。

鳥インフルエンザウイルスや豚インフルエンザウイルスが「種の壁」を越えてヒトに感染できるのも、私たちヒトの持つ高度な免疫システムをものともせず繰り返し感染できるのも、ウイルスがこうした絶え間のない遺伝子変異を繰り返しているからに他ならない。

## やっかいな不連続変異

「遺伝子変異」という言葉を使用してきたが、インフルエンザウイルスには大きく分けて二種類の変異がある。車のモデルチェンジにたとえるなら、「マイナーモデルチェンジ型の変異」と「フルモデルチェンジ型の変異」といえばよいだろうか。

マイナーモデルチェンジ型変異のことを「抗原の連続変異」（抗原の小変異、またはアンティジェニック・ドリフト）という。インフルエンザウイルスは、塩基の変異が積み重なるにつれて、タンパク質を構成するアミノ酸の一部が少しずつ変化していく。新車のマイナーチェンジでは、

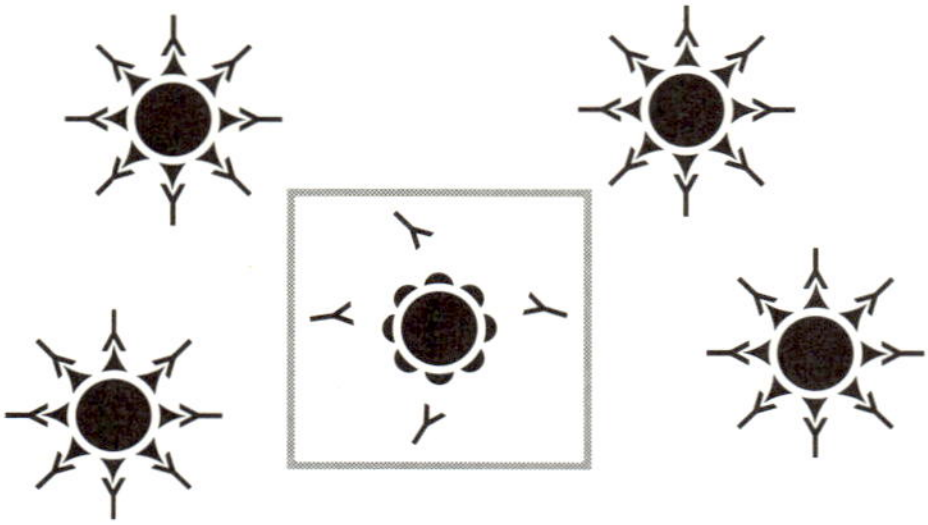

**図3-2　抗原の連続変異（アンティジェニック・ドリフト）**
インフルエンザウイルスは絶えず変異を繰り返しており、タンパク質を構成するアミノ酸の一部が変化している

車のエンジンやシャーシーなどの骨格部品はそのまま流用して、オプション部品を付けたり、塗装色を変えたりする。これと同様に、抗原の連続変異では、大部分のタンパク質の構造は以前と変わらないが、少しだけアミノ酸の配列が違うタンパク質が生まれる（図3－2）。

私たちがインフルエンザウイルスに感染すると、体内に抗体ができるので、次にウイルスが入ってきても獲得免疫が働き、攻撃してくれる。ところが、抗原の連続変異で生まれた「昔と少しだけ形が違う」抗原タンパク質を持ったウイルスが侵入すると、用意した抗体では十分に対処できない。このようにして宿主の抗原抗体反応の防御網をすり抜けたウイルスだけが生き残り、選択的に増殖を繰り返していく。

私たちが、毎年のようにインフルエンザウイルスに感染してしまうのも、感染予防のために毎年ワクチンを打ち続けなければならないのも、絶えず連続変異が生じるためな

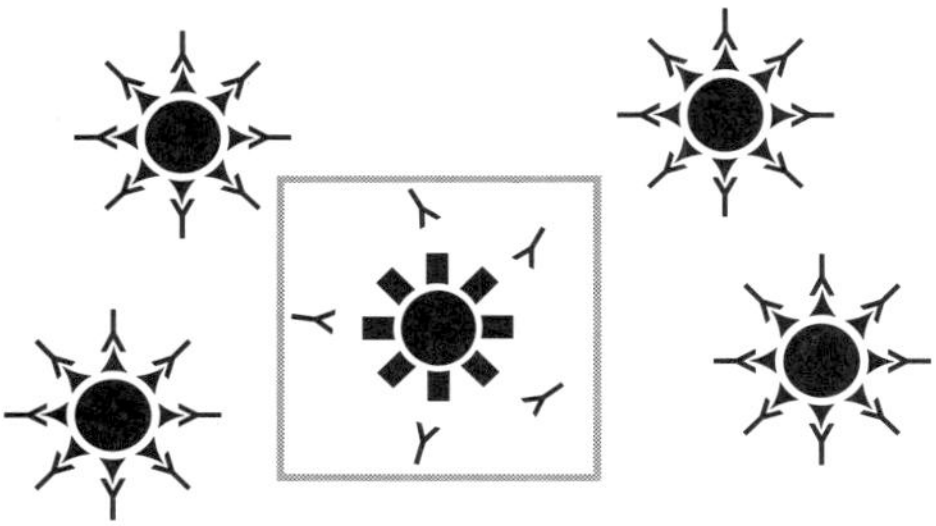

**図3-3 抗原の不連続変異（アンティジェニック・シフト）**
遺伝子再集合により、HAあるいはNAが別のものと完全に置き換わる。通常、新型インフルエンザウイルスは抗原の不連続変異を伴う

のだ。とはいえ、変異が起きるといっても、連続変異はあくまでも「マイナーモデルチェンジ」なので、HAやNAの亜型が変わるような劇的な変化は起きない。

ところがフルモデルチェンジ型変異が起きると、ウイルスの抗原性ががらりと一変する。このような劇的な変異のことを「抗原の不連続変異」（抗原の大変異、またはアンティジェニック・シフト、図3－3）と呼ぶ。

不連続変異は、RNA分節の構成が異なる複数のウイルスが同時に一つの細胞に感染した場合に起きる。通常は、インフルエンザウイルスは、親となるウイルスのゲノムを単純に複製するだけだ。しかし、一宿主が複数の亜型のインフルエンザウイルスに同時に感染すると、宿主の一つの細胞の中で異なる亜型のRNA分節が混ざってしまう。ここで「遺伝子再集合」が行われて、まったく新しい性質を持ったウイルスが誕生する（図3－4）。

不連続変異では、インフルエンザウイルスの抗原性を決

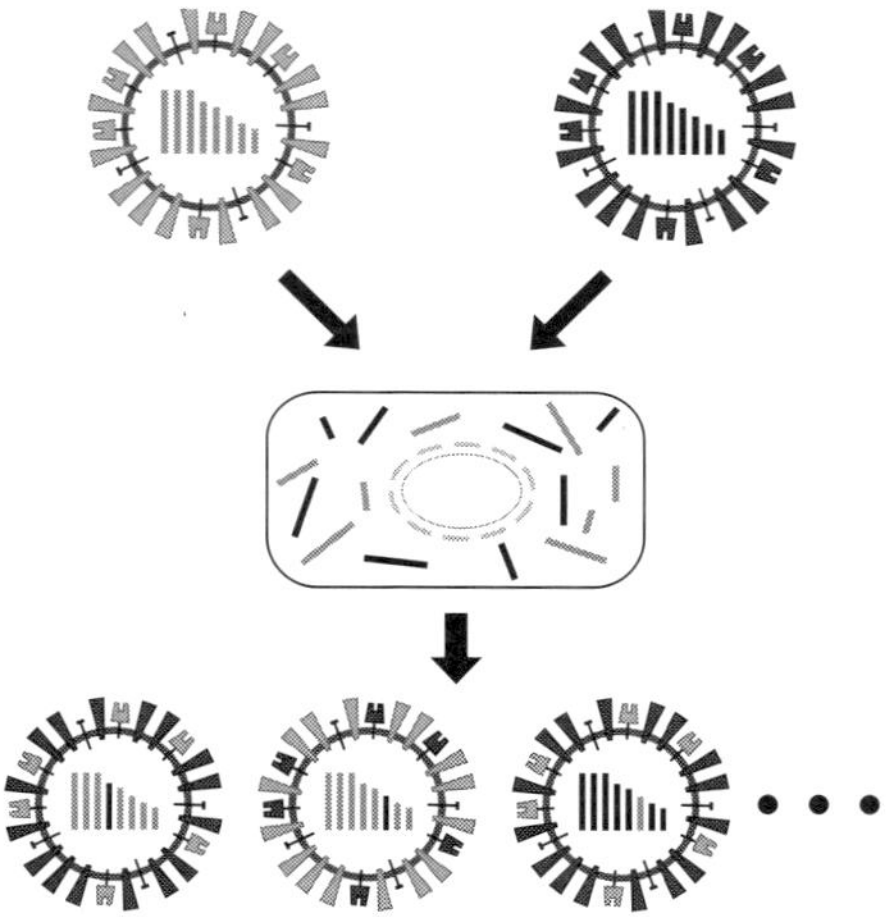

**図3-4　遺伝子の再集合**

ひとつの細胞に、異なるインフルエンザウイルスが同時に感染することで、従来とはまったく違った組み合わせのRNA分節を持つ遺伝子が誕生する。抗原性が著しく異なる新型インフルエンザウイルスは、遺伝子の再集合によって誕生する

定するHAとNAの両方、あるいはどちらか一つが別の型に置き換わってしまう。そのため、それまで流行していた季節性インフルエンザとは抗原性の異なる新しいインフルエンザウイルスが生まれる（図3－5）。免疫応答のターゲットとなる抗原タンパク質が一変してしまうので、以前感染した時に獲得した免疫も現行のワクチンもまったく効果がない。一九五七年のアジア風邪と一九六八年の香港風邪の原因となった新型インフルエンザウイルスは、こうした仕組みで誕生した。

世界中で感染が拡大している豚

| 抗原の連続変異 | 抗原の不連続変異 |
|---|---|
| ・アミノ酸の点変異によりウイルスの抗原性が徐々に変化<br>・HAとNAの亜型は変わらない<br>・毎年、季節性インフルエンザが流行する一因<br>・有効なワクチン開発が困難な理由の一つ | ・遺伝子再集合(reassortment)によりウイルスの抗原性が大きく変化<br>・HA亜型のみ、あるいはHA・NA両亜型が変わる<br>・パンデミックの一因<br>・現行のワクチンはまったく効果がない |

**図3-5 「抗原の連続変異」と「抗原の不連続変異」の違い**

由来の新型インフルエンザウイルス（A型、H1N1亜型）も遺伝子再集合によって発生した、まったく「新しい顔」を持ったウイルスだ。

高病原性鳥インフルエンザに比べて病原性が弱いとされているため、「季節性インフルエンザウイルスの仲間」のように誤解する人も多いが、まったく別物である。

## パンデミックウイルスは遺伝子再集合で生まれた

次ページの図3－6をご覧いただきたい。これは、二〇世紀中にパンデミックを引き起こした三つのインフルエンザウイルスが持っているRNA分節の系譜を模式的に表したものだ。新型インフルエンザウイルスの「家系図」のようなものだと考えていただければよい。三つのインフルエンザウイルスはそれぞれ独立した遺伝的バックグラウンドを持ったウイルスではなく、「親子」のような間柄にある。

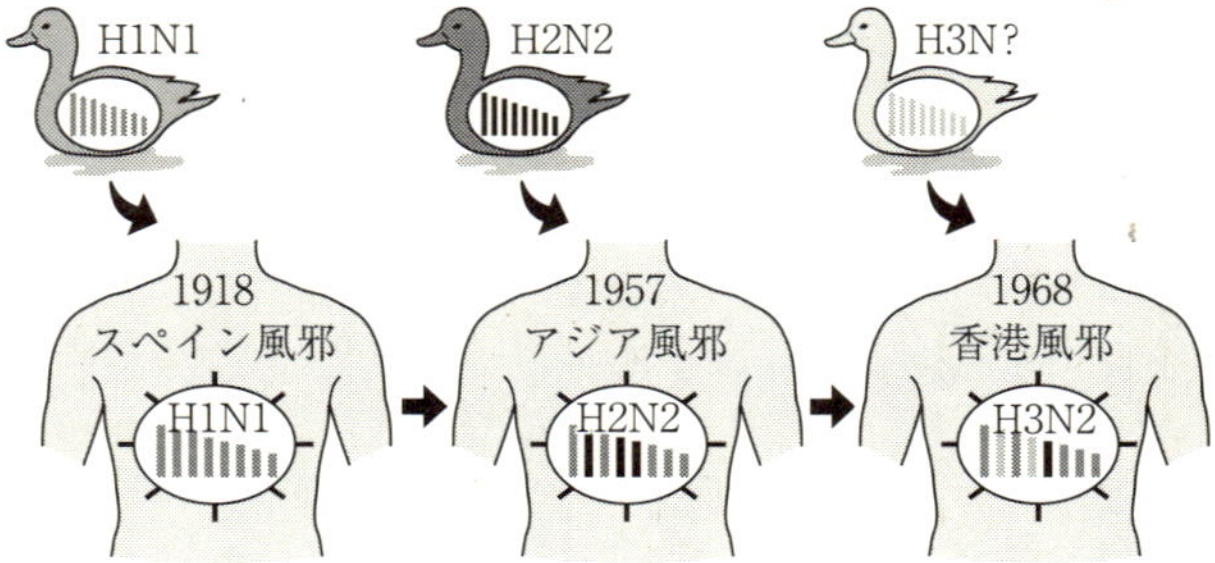


**図3-6　20世紀中にパンデミックを引き起こしたインフルエンザウイルスの系譜**

1918年に発生したスペイン風邪は、もともと水禽類で流行していた低病原性鳥インフルエンザウイルスに起源がある。1957年のアジア風邪、1968年の香港風邪は、スペイン風邪ウイルスのRNA分節を受け継いでいる

一九一八年に大流行したスペイン風邪ウイルスのRNAを解析したところ、もともとは水禽類で流行していた鳥インフルエンザウイルス（H1N1亜型）を構成する八本のRNA分節に由来することが明らかになった。

このH1N1亜型インフルエンザウイルスは一九一八～一九一九年にわたって世界中で大流行を繰り返した後、徐々に病原性を弱めて、毎年流行を繰り返す季節性インフルエンザとなって定着し、約四〇年間にわたって一大勢力を形成した。

ところが一九五七年、このスペイン風邪の末裔（H1N1亜型）と低病原性鳥インフルエンザウイルス（H2N2亜型）が遺伝子再集合して、H2N2亜型のアジア風邪ウイルスという新型インフルエンザウイルスが生まれる。このウイルスは、「スペイン風邪ウイルスの末裔」を〝親〟に持ちながら、HA・NAは鳥由来という「完全フルモデルチェンジ型」であったため、パンデミックを引き起こして、世界中で約二〇〇〇万人が命を落とした。H2N2亜型のウイルスは、それまで一大勢力だったH1N1亜型のウイルスを完全に駆逐してしまった。

そしてアジア風邪の一一年後に当たる一九六八年、今度はアジア風邪（H2N2亜型）と鳥インフルエンザウイルス（H3亜型、NAは不明）とが遺伝子再集合して、香港風邪ウイルス（H3N2亜型）が誕生し、再びパンデミックを引き起こした。すると、前回のパンデミックと同様、それまで一大勢力だったH2N2亜型は駆逐されて、地球上から消え去ってしまった。なぜ、新型インフルエンザウイルスが大流行すると、それまで勢いのあったウイルスが消えてしまうのかは、科学的に解明されていない。

一九七七年、不思議なことに、一九五〇年代に流行していたH1N1亜型ウイルスが突如として復活する。H1N1亜型ウイルスは、一九五七年に誕生したH2N2亜型ウイルスによって一掃されたはずであった。二十数年前のウイルスが突如として復活することは、ウイルス学的にも考えにくく、実験施設などで保管していたウイルスが流出した可能性が高いといわれている。このH1N1亜型ウイルスは、H3N2型に駆逐されることもなく、「ソ連型」という季節性インフルエンザとして定着し、四〇年以上にわたって毎年流行を繰り返してきた。

## 豚の体内で遺伝子の再集合はいかにして起こったか

もともと水禽類にあったインフルエンザウイルスが「種の壁」を越えて、他の種に広がっていったことは、一九七〇年代のウェブスターらの研究で明らかになったことだが、具体的にどのような形で遺伝子再集合が行われるかは長らく謎とされてきた。一九九七年にH5N1亜型鳥インフルエンザウイルスがヒトに感染するまでは、鳥からヒトへは直接感染は起きないと思われてきたこともあり、鳥インフルエンザウイルスとヒトインフルエンザウイルスの間でどのような形でRNA分節の交雑が行われるかはブラックボックスだった。

一九八〇年代、この謎に対する大胆な仮説が、ドイツのウイルス学者、ショルティセックより提唱された。雑種（ハイブリッド）ウイルスは、鳥由来インフルエンザウイルスとヒト由来のインフルエンザウイルスに多重感染した豚の体内で誕生するというのだ。この説が発表された当初、ウイルス学者はそれほどこの説を信用していたわけではなかった。裏付けとなる科学的根拠が不足していたためである。

私たちは、ヨーロッパの豚で流行している複数のインフルエンザウイルス株の遺伝子を解析し、そこから雑種ウイルスが誕生していないかを調べてみた。注目したのは、一九七九年以降、

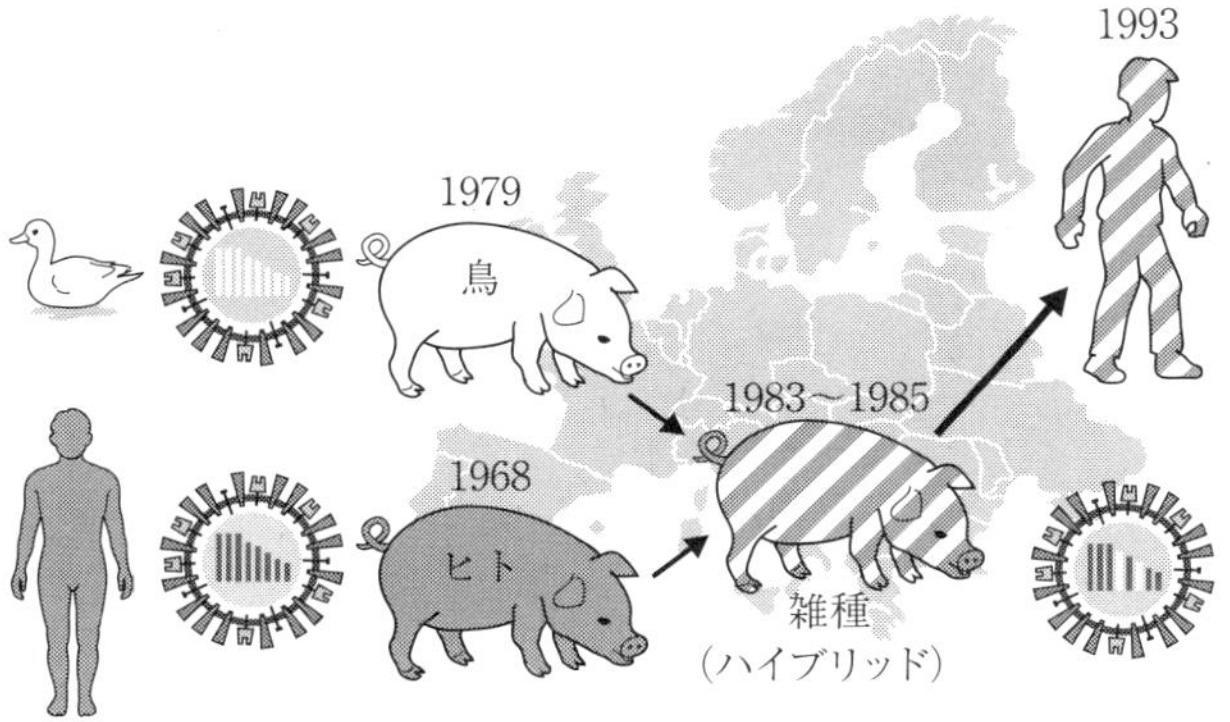


**図3-7　豚の体内で鳥インフルエンザウイルスとヒトインフルエンザウイルスが遺伝子再集合を行った**

1979年以降、ヨーロッパの豚で大流行した鳥インフルエンザウイルスと1968年以降、世界的に大流行した「香港風邪」ウイルスが、豚の体内で遺伝子再集合を起こした結果、鳥由来とヒト由来インフルエンザウイルスの雑種（ハイブリッド）ウイルスが誕生した。この雑種ウイルスはヒトにも感染した

ヨーロッパの豚で大流行した鳥インフルエンザウイルスと一九六八年以降、世界的に大流行した「香港風邪」だった。前者は「鳥→豚」、後者は「ヒト→豚」へと感染することがわかっていた。二つのウイルスが流行した時期は重なっていたので、一九七九年以降、ヨーロッパの農場で飼育されていた豚の間では、鳥由来のインフルエンザとヒト由来のインフルエンザが同時に流行していたことになる。当然、二つのウイルスに同時感染した豚も多数いるはずで、ここで雑種ウイルスが誕生した可能性は高い（図3－7）。

こうした見通しのもと、一九八三年から一九八五年にかけてヨーロッパの豚で流行したインフルエンザウイルスに狙いをつけて、その遺伝子構成を調べてみた。読みは当たった。一九八〇年代にヨーロッパで流行していたのは、一九七九年以降ヨーロッパの豚で流行した鳥インフルエンザウイルスと一九六八年以降世界各地で大流行した「香港風邪」ウイルスが豚で遺伝子再集合を起こして誕生した雑種ウイルスだったのだ。さらに、私たちは、豚の体内で生まれたこのウイルスが、一九九三年にオランダの小児に感染していたことを明らかにした。

では、なぜ「種の壁」があるにもかかわらず、豚では鳥のインフルエンザウイルスもヒトのインフルエンザウイルスもよく増えるのだろうか。当時、ウイスコンシン大学の研究チームを率いていた私（河岡）は、鳥取大学の伊藤壽啓教授（当時、助教授）とともに、共同研究を始めた。私たちは、豚の呼吸器上皮細胞に、ヒトと鳥のインフルエンザウイルス両方の受容体が存在することを発見し、豚が、ヒト由来ウイルスと鳥由来ウイルスに同時に感染する可能性があることを科学的に証明した（図3－8）。

鳥インフルエンザウイルスとヒトインフルエンザウイルスが同時に一頭の豚に感染し、その体内で遺伝子再集合が起き、ヒトに感染する雑種ウイルスが誕生する――ウイルス学者たちにただちには受け入れられなかったショルティセックの仮説が私たちの研究で証明されたのだ。ただし、パンデミックを起こした、アジア風邪（一九五七年）と香港風邪（一九六八年）の病原ウイルスが、豚の体内で誕生したという直接的な証拠は得られていない。

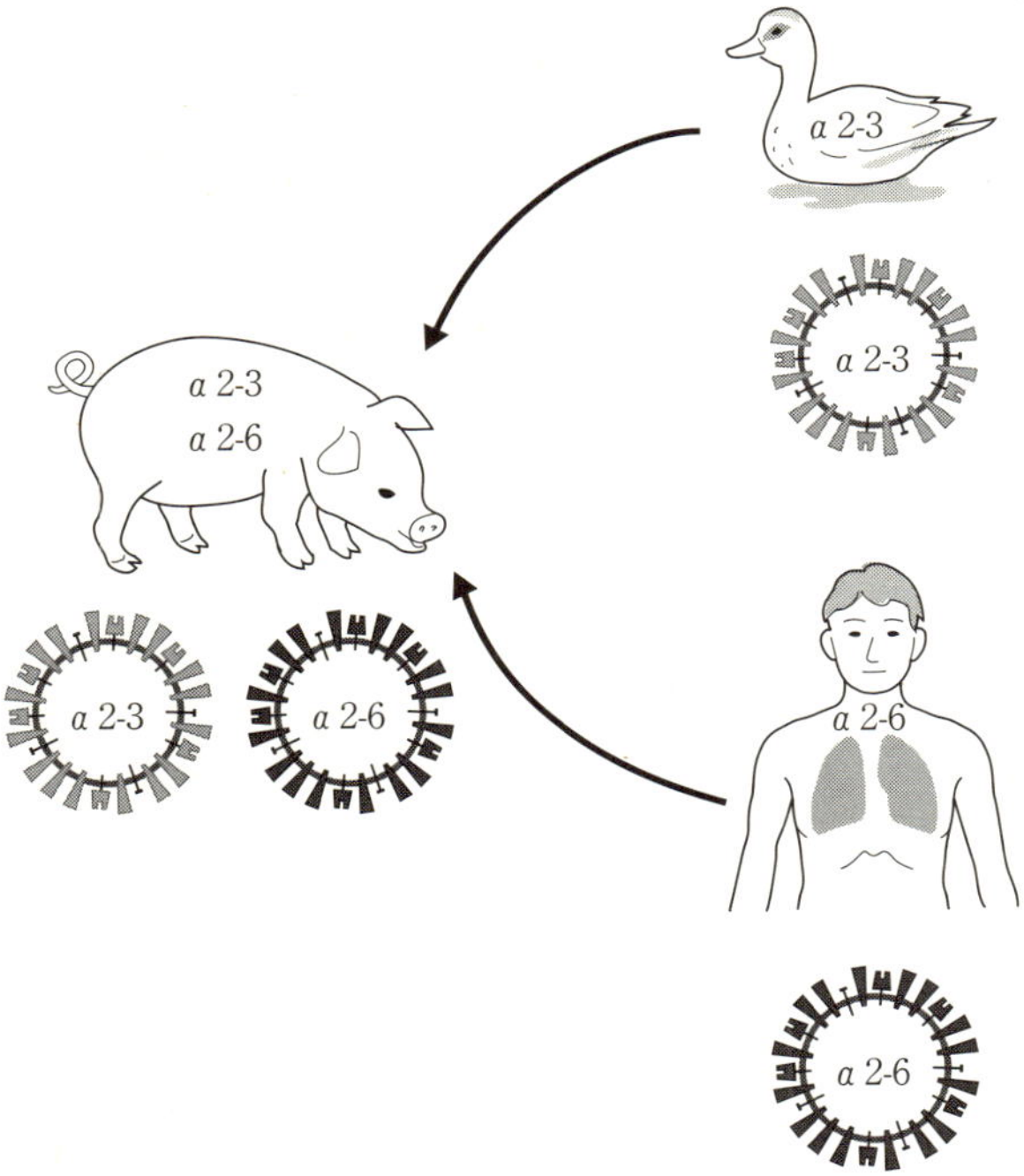


**図３-８ 豚には、鳥インフルエンザウイルスとヒトインフルエンザウイルスが感染できる２種類の受容体が存在する**

鳥インフルエンザウイルスとヒトに感染するインフルエンザウイルスでは、結合できる受容体の種類が違う。前者はガラクトースにα２-３結合したシアル酸を認識するのに対して、後者はガラクトースにα２-６結合したシアル酸を認識する。豚の気管上皮には、α2-3結合シアル酸とα2-6結合シアル酸が存在するため、鳥インフルエンザウイルスとヒトインフルエンザウイルスのいずれも感染できる

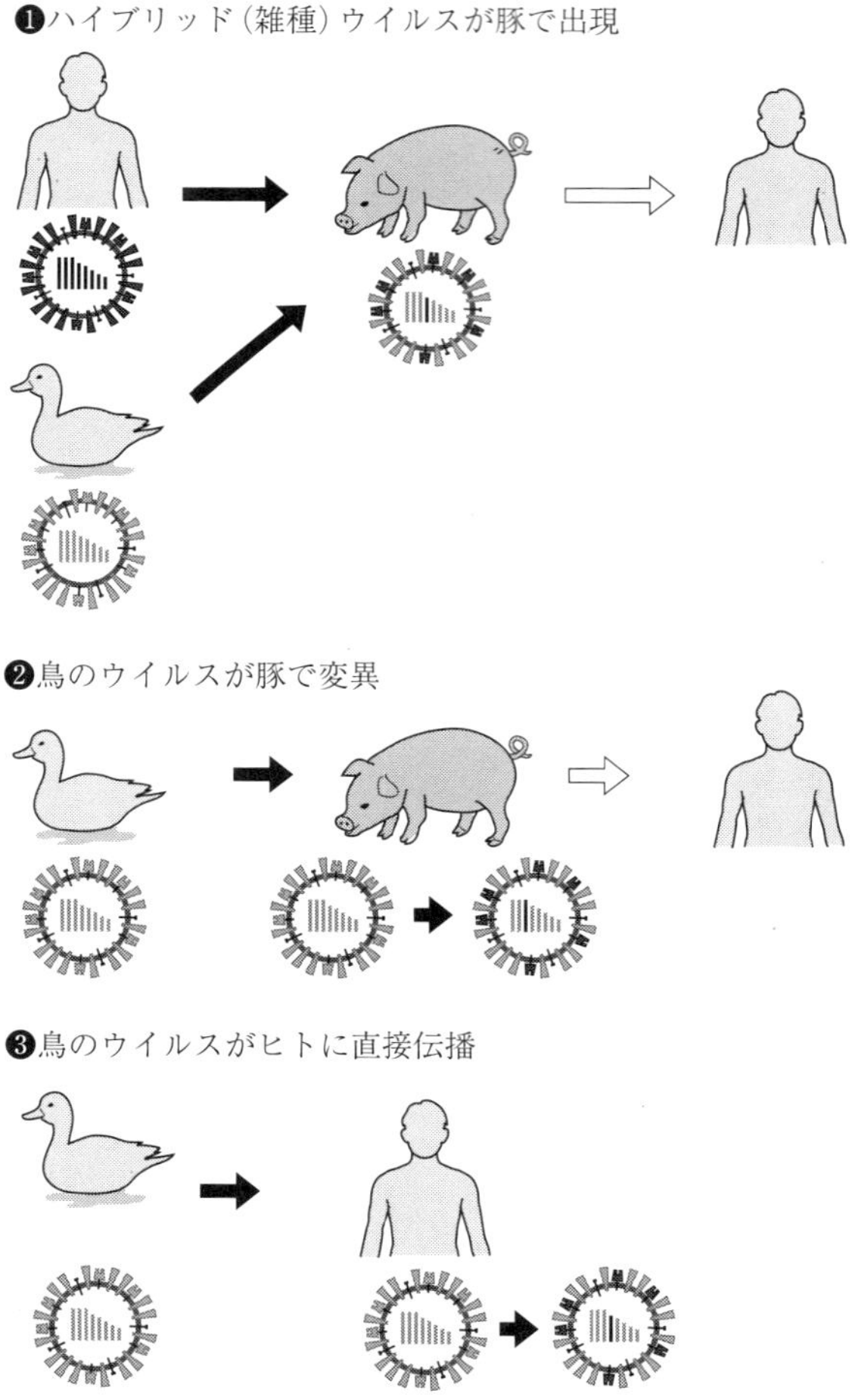
❶ハイブリッド（雑種）ウイルスが豚で出現
❷鳥のウイルスが豚で変異
❸鳥のウイルスがヒトに直接伝播

図 3-9　新型インフルエンザウイルスの出現機構

その後の研究で、新型インフルエンザウイルスの出現機構には、大きく分けると、ショルティセックの仮説を含めて三種類のバリエーションがあることがわかってきている。混乱しやすいので整理して解説しよう（図3－9）。

❶ヒトインフルエンザウイルスと鳥インフルエンザウイルスに同時感染した豚の体内で「遺伝子再集合」が起きて、新型ウイルスが誕生する（図3－9、❶）

前述したショルティセックの仮説がこれに相当する。ひらたくいえば、一頭の豚に異なる二つの種類のウイルスが感染し、その遺伝子（RNA分節）をもとに雑種ウイルスが誕生する「豚ウイルス工場ルート」だ。

❷鳥インフルエンザウイルスが豚の体内で増えるうちに、ヒトに感染しやすい型に変異する（図3－9、❷）

❶では、ヒトインフルエンザウイルスと鳥インフルエンザウイルスが一頭の豚に同時に感染して、両者が混合して新型が生まれたのに対し、❷では鳥インフルエンザウイルス単独で豚に感染するところからスタートする。オリジナルはあくまでも鳥インフルエンザウイルスで、これが徐々に変異を積み重ねていって、ヒトに感染する新型が生まれる。

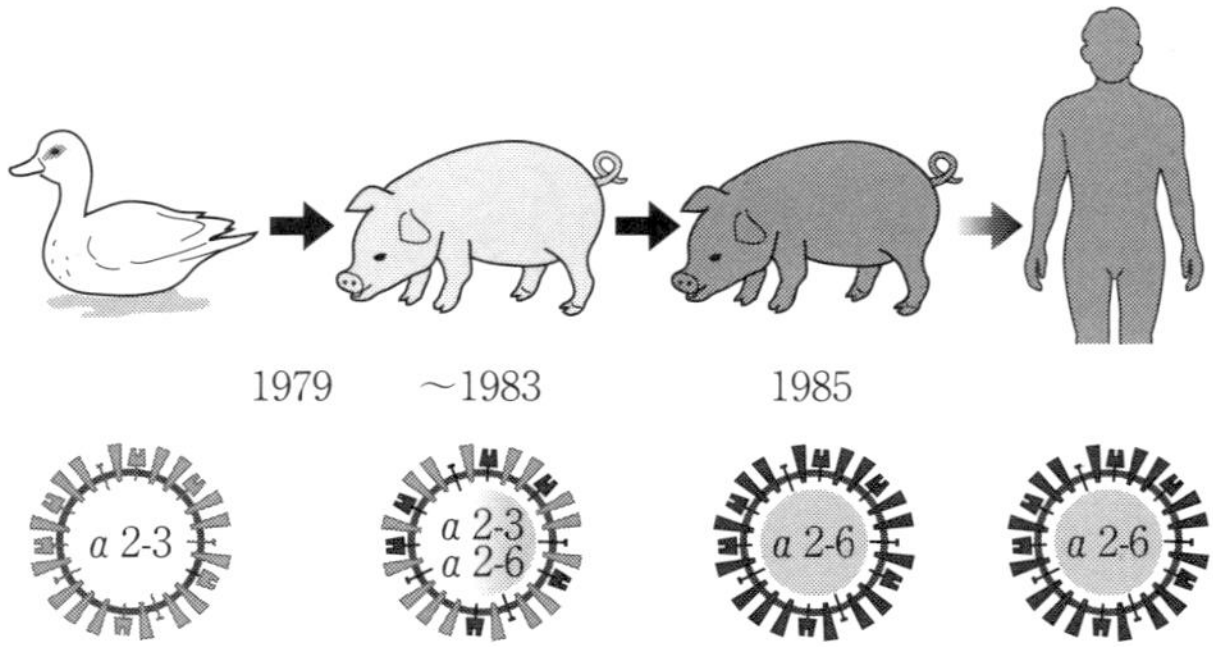


**図3-10　中間宿主としてのブタの役割**
鳥インフルエンザウイルスはガラクトースにα2-3結合したシアル酸を認識する。豚にはα2-3結合シアル酸とα2-6結合シアル酸が存在するため、豚に感染した鳥インフルエンザウイルスが変異を積み重ねる過程で、ヒトの細胞表面にあるα2-6結合するシアル酸に効率的に感染できるインフルエンザウイルスが誕生した

図3－10は、鳥→豚→ヒトという、「種の壁」を越えた感染が進む過程で、豚の体内で、鳥インフルエンザウイルスが変異を重ねて、認識・感染する受容体が変わっていく過程を示したものだ。詳細な説明は省略するが、もともとは鳥の受容体のみを認識していた鳥インフルエンザウイルスが、豚の間で感染を繰り返すうちに、ヒトの受容体に感染しやすい型に変わっていったことが実験的に裏付けられている。

端的にいえば、「豚中間宿主ルート」だ。鳥インフルエンザウイルスがヒトの体内で効率的に増える能力を獲得するうえで、豚が「中間宿主」として仲介役を果たすという考えだ。

❸鳥インフルエンザウイルスが直接ヒトに感染する（図３−９、❸）

一九九七年、香港で鳥インフルエンザウイルスのヒトへの感染例が報告されてはじめて、鳥インフルエンザウイルスが直接ヒトに感染し、重篤な症状を引き起こすくらい増殖する能力があることがわかった（詳しくは第5章で説明する）。「産地直送ルート」といえばわかりやすいだろうか。現在、世界各地で感染が報告されているＨ５Ｎ１亜型鳥インフルエンザがこれに相当する。このルートのバリエーションとして、鳥インフルエンザウイルスに感染したヒトの体内で、ヒトウイルスと雑種ウイルスを作る場合もあり得る。

## 新型インフルエンザウイルス（A型、H1N1亜型）はどのようにして誕生したのか

新型インフルエンザが発生すると、ウイルス学者が、最初に調べるのが新型ウイルスの遺伝子構成である。それを知ることにより、どのような経緯で新型ウイルスが誕生したのかがわかるからだ。

インフルエンザ研究者の多くは、Ｈ５Ｎ１亜型以外のＨ７亜型やＨ９亜型の鳥インフルエンザについても、パンデミックが起きる危険性を警戒し、疫学調査や研究を行っていた。もちろん、豚にヒトウイルスと鳥ウイルスが同時に感染し、新たなウイルスが誕生する危険があることか

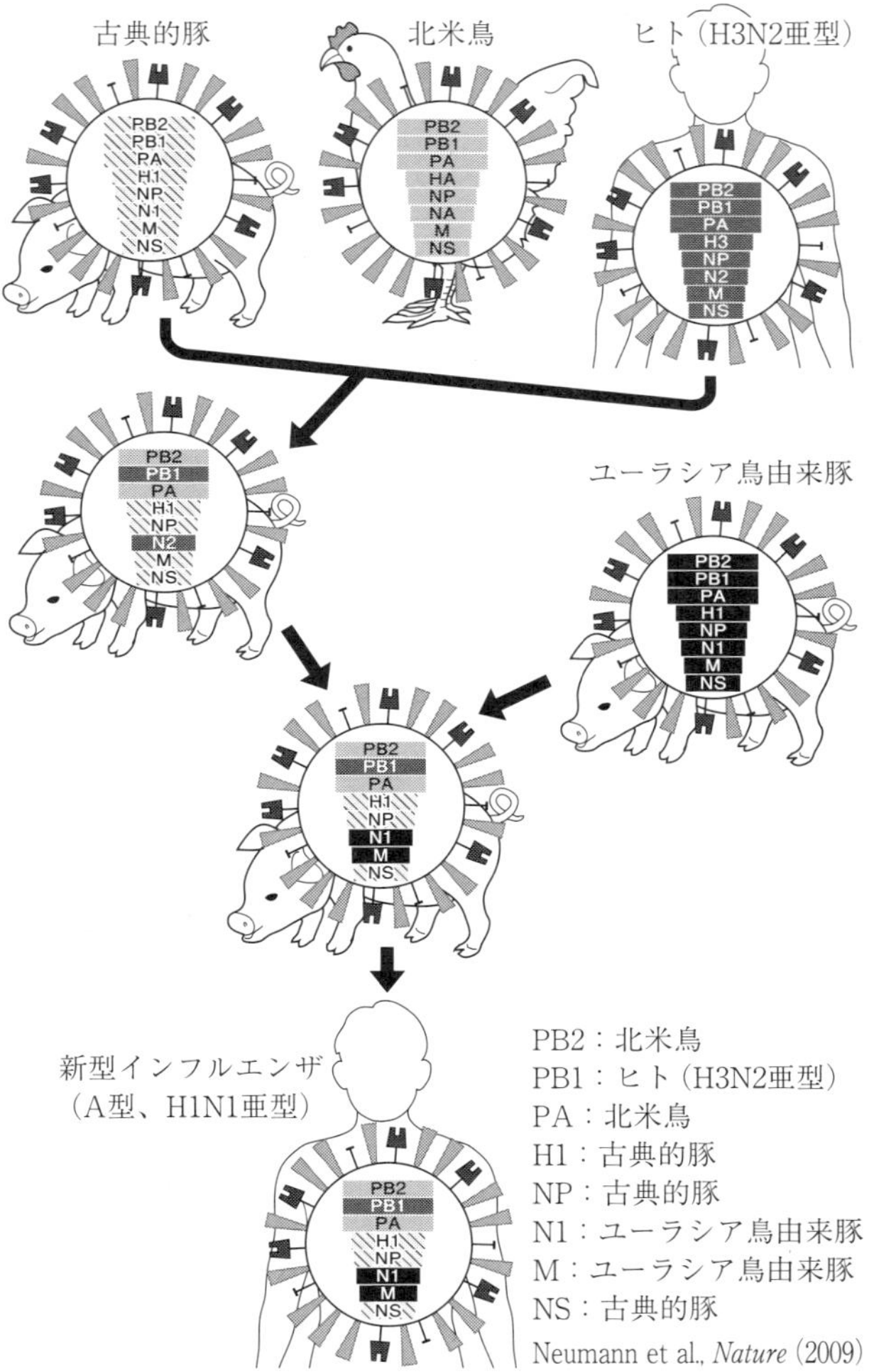


**図3-11　2009年に発生した新型インフルエンザ（A型、H1N1亜型）の遺伝的バックグラウンド**

ら、鳥インフルエンザが蔓延している地域の豚を調べ、鳥インフルエンザウイルスが豚の体内でヒトに感染しやすい性質を獲得しないかどうか、といった調査も行ってきた。しかし、豚で蔓延しているウイルスが、ヒトでパンデミックを起こすようになるとは、想定していなかった。なぜなら、これまでにも豚インフルエンザウイルスがヒトに感染することがあったものの、それがヒトの間で広がることはなかったからである。

アメリカのCDC（アメリカ疾病管理予防センター）は、二〇〇九年三月にメキシコで新型インフルエンザウイルスが見つかると、すぐにウイルスの遺伝子構成を解析した。その結果、新型ウイルスは、鳥・ヒト・豚由来のインフルエンザウイルスの遺伝子再集合により誕生したことが明らかになったのである（図3－11）。

PB2とPA分節は北米の鳥ウイルス由来、PB1分節はヒトのH3N2亜型ウイルス由来、HA（H1）、NP、NS分節は古くから豚で蔓延していたウイルス由来、NA（N1）とM分節は、ユーラシアの鳥インフルエンザウイルスが豚に適合し蔓延していたウイルス由来、という四種類のウイルスが遺伝子再集合を起こして生まれたものであった。このウイルスが誕生するまでの経緯についても、遺伝子解析により明らかになったが、その詳細は第9章で説明する。

# 第4章
# ウイルスの病原性が突如強まるのはなぜか？

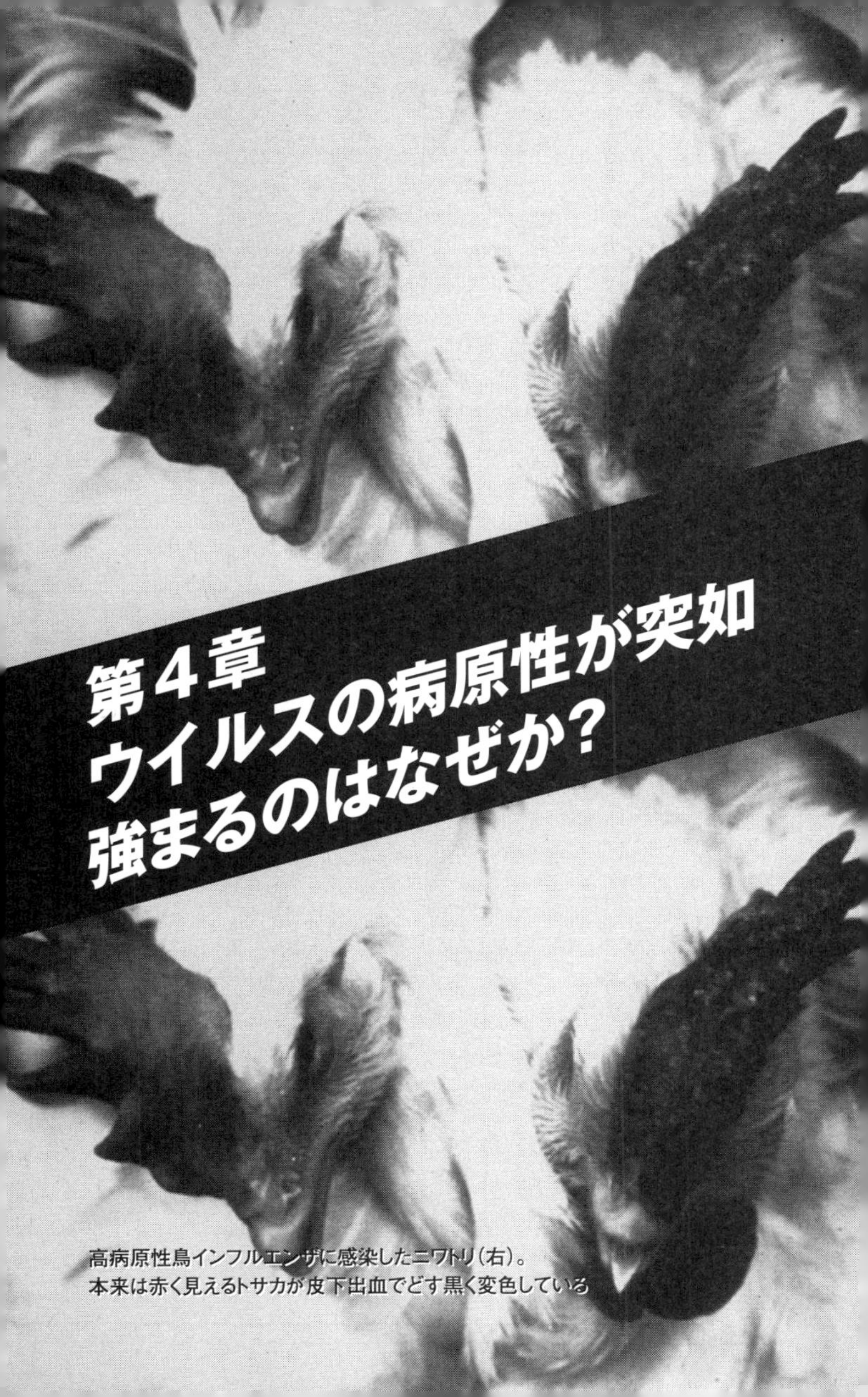

高病原性鳥インフルエンザに感染したニワトリ（右）。
本来は赤く見えるトサカが皮下出血でどす黒く変色している

新型インフルエンザ（A型、H1N1亜型）をめぐるメディアの報道で、いささか気がかりな点がある。国内での感染が拡がり、病原性が高病原性鳥インフルエンザよりも低いことが明らかになると、「新型といっても、季節性インフルエンザとさして変わらない。恐れる必要はない」という論調が目立って増えてきたことだ。

本書の執筆時点（二〇〇九年九月）では、新型インフルエンザ（A型、H1N1亜型）の致死率はH5N1亜型高病原性鳥インフルエンザのヒトでの致死率の六〇%に比べれば格段に低く、低病原性であることは間違いない。しかし、低病原性だからといって、新型インフルエンザが季節性インフルエンザと同等と考えるのは、大きな誤りである。

ひとたびパンデミックが起きれば、低病原性であっても甚大な被害が生じる。これは、新型インフルエンザウイルスの「伝播力」に起因する。新型ウイルスは、人類の大部分が感染したことのない抗原タンパク質を持っているため、かなりの確率で感染、発症してしまう。そのため致死率が低くとも、分母となる感染者数が大きくなるため、多くの犠牲者が出る。

また、病原性が急に強くなる可能性もある。目下、世界中で大流行している新型インフルエン

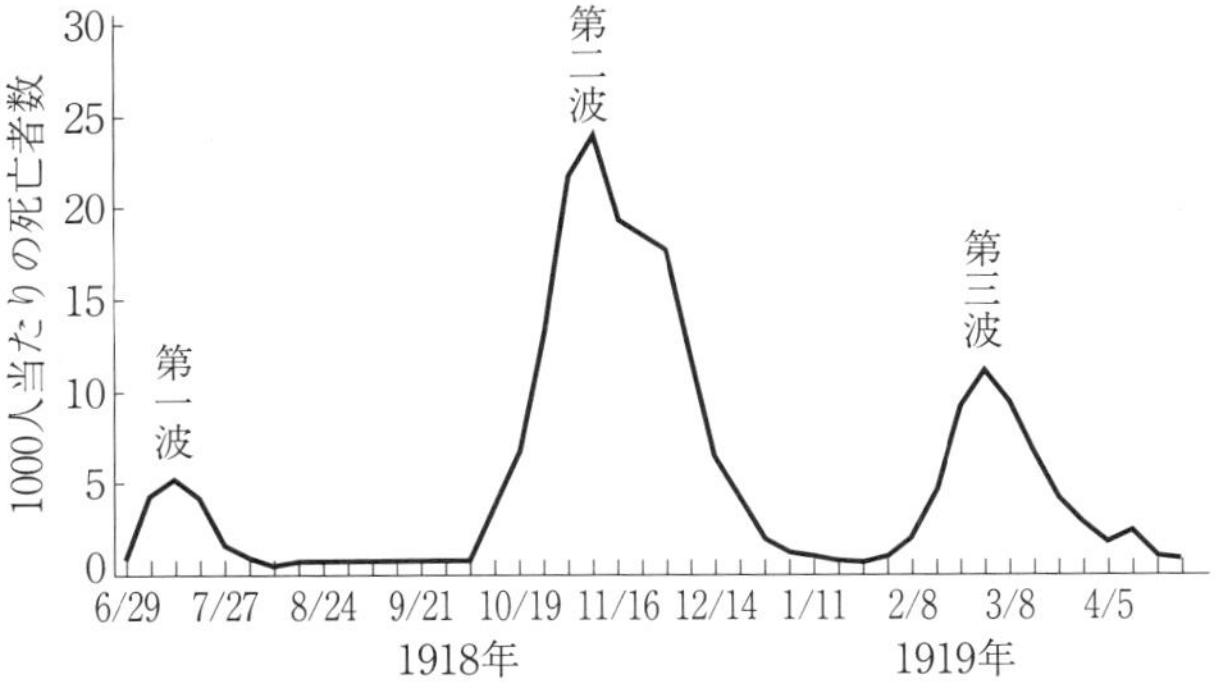


**図４-１　1918～1919年にかけて、スペイン風邪でイギリス国内で亡くなった死亡者数の推移（1000人当たりの死亡者数）**

スペイン風邪ウイルスには、3つの流行の波があった。1918年６月～７月の第一波では死者の数も少なかったが、第二波で病原性が急に強まり、致死率が2.5％まで上がった。新型インフルエンザウイルス（A型、H1N1亜型）でも同様なことが起きる可能性は否定できない

ザは、スペイン風邪ウイルスと同じＨ１Ｎ１亜型である。スペイン風邪の致死率は、流行が始まった春先にはそれほど高くはなかったが、第二波の流行がやってきた秋には五倍になったとされている（図４－１）。スペイン風邪ウイルスは半年ほどヒトの体で感染・増殖を繰り返すうちに、強い病原性を獲得した可能性がある。同様なことが、流行中の新型ウイルスで起きても不思議ではない。

本書の執筆時点（二〇〇九年九月）では、科学的な結論を下すだけの十分な症例が集まっていないが、高齢者に重症例が多い季節性インフルエンザと違って、新型インフルエンザでは、壮健な三〇代から四〇代に重篤な患者が多いという報告もある。

なにより留意すべきは、インフルエンザウイルスは絶えず変異を繰り返しており、病原性も変化するという点だ。病原性はきわめて複雑な生命現象の産物であり、「病原性が弱いタイプだから安全」という単純な図式は成り立たない。低病原性ウイルスならば終始一貫して病原性が弱い、というのならわかりやすいのだが、わずかなアミノ酸変異で、突然、病原性の強いウイルスに変化することがある。詳しくは後述するが、私（河岡）が研究した低病原性鳥インフルエンザウイルスでは、わずか一つのアミノ酸変異で、感染実験での致死率が零％から一〇〇％近くまで跳ね上がった。

本章では、インフルエンザウイルスの病原性はどのような分子的メカニズムで決定するのか、最新の研究成果を紹介する。これを読めば、「病原性が弱いからもう安心」という楽観論がいかに危険か、ご理解いただけると思う。

以下の解説を読み進めるにあたって、ひとつだけ注意していただきたいことがある。最初に紹介するのは、鳥インフルエンザウイルスのニワトリにおける病原性に関する研究成果であるという点だ。インフルエンザは多くの動物に感染する人獣共通感染症であるが、その病原性の発現のしくみは、感染する宿主によって異なる。すなわち、鳥に感染する場合と、ヒトや豚に感染する場合とでは、病原性発現のメカニズムが微妙に異なるのだ。インフルエンザウイルスに関する専門家の話を聞いたり文章を読んだりする際には、どの宿主に感染するウイルスについて説明しているのかを常に意識しておく必要がある。さもないと、ヒトに感染する鳥インフルエンザウイルスの話だと思っていたら、実はニワトリに感染する鳥インフルエンザウイルスに関する話であったということが間々ある（当然、その逆もある）。この問題は、本書を通じて陥りやすい点でもあるので、注意していただきたい。

## 高病原性と低病原性の違いを決めるファクター

ウイルスを構成する物質自体には毒性がない。病原性の強いウイルスであっても、弱いウイルスであっても、化学的な組成はほとんど変わらない。では、病原性の違いは何によってもたらされるのか。端的にいえば、ウイルスが増殖できる臓器の種類と増殖速度の違いである。低病原性鳥インフルエンザウイルスはニワトリの呼吸器や腸管でしか増えないのに対して、高病原性鳥インフルエンザウイルスはニワトリの脳を含む全身の細胞で増殖する。前者を「局所感染」、後者を「全身感染」という。ウイルスが増殖できる「組織」が多ければ多いほど、宿主がダメージを受けるのは当然だ。

次ページの写真の右側は、高病原性鳥インフルエンザウイルスに全身感染したニワトリだ。トサカの部分が皮下出血を起こし、どす黒く変色している。このように高病原性鳥インフルエンザ

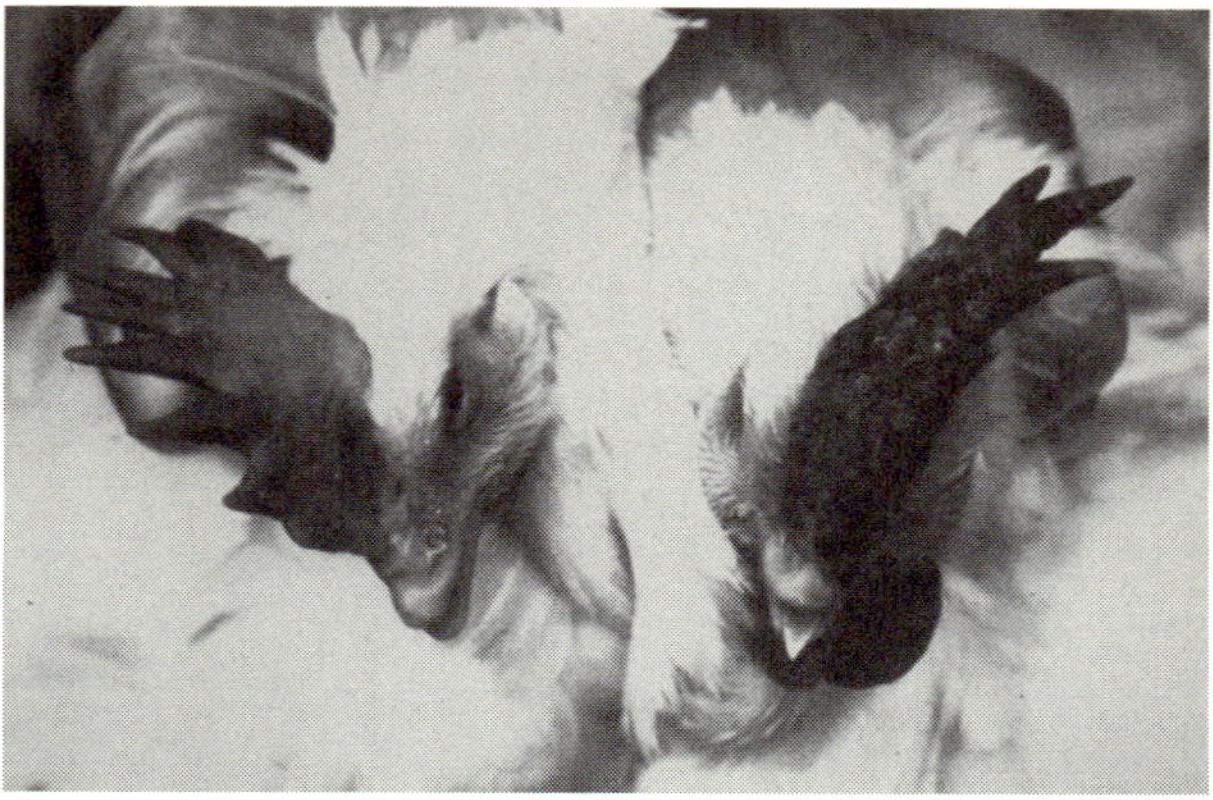

**写真　高病原性鳥インフルエンザに感染したニワトリ（右）。本来は赤く見えるトサカが皮下出血でどす黒く変色している**

ウイルスに感染したニワトリは、脳を含む全身の臓器でウイルスが増殖して、出血を伴う組織破壊を起こすのが特徴で、感染して二四時間以内で死にいたることもある。実験感染での死亡率は一〇〇%。鶏舎の中で一羽が発症すると、瞬く間に感染が広がり、鶏舎全体のニワトリが全滅することが多い。国際獣疫事務局（ＯＩＥ）の定義では、最低八羽の四〜八週齢のニワトリに感染させて、一〇日以内に七五%以上が死んだ場合を「高病原性鳥インフルエンザウイルス」としている。

これに対して、低病原性鳥インフルエンザウイルスは、呼吸器や腸管などでしかウイルスが増殖しない「局所感染」しか起きないので、ニワトリが死ぬことは少ない。

病原性の鍵を握るのが、細胞に吸着するうえで必須のスパイクタンパク質、ＨＡ（ヘマグルチニ

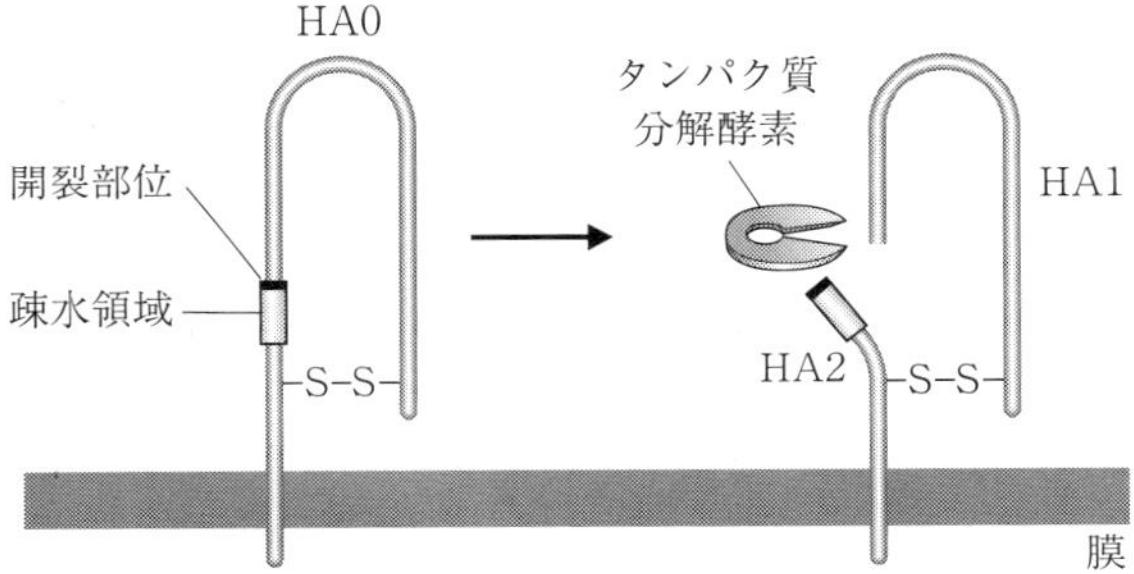


**図４-２　HAの開裂（再掲）**
ウイルスが感染性を持つには、HAが細胞由来のタンパク質分解酵素によってHA1とHA2に開裂されなければならない。疎水領域がHA2末端に存在することがウイルスの感染に重要

ン）の構造だ。ウイルスが感染した細胞の中では、当然のことながらＨＡも合成されるわけだが、粗面小胞体（リボソームの付いた小胞体）で合成された直後の一本のタンパク質（ＨＡ０）の状態では、感染性がない。正確にいえば、宿主の細胞にある受容体とは結合し、細胞内に侵入できるのだが、感染に不可欠な、細胞のエンドソームとウイルスの外被膜との膜融合を起こせないのだ。

第２章でも述べたようにウイルスが膜融合できる能力を獲得するためには、ＨＡ０がタンパク質分解酵素によりＨＡ１とＨＡ２の二つに切り離される「開裂」という過程が必要になる（図４－２）。ちなみに、このタンパク質分解酵素は、ウイルスが持っているものではなく、宿主が持っているものを利用する。

高病原性鳥インフルエンザウイルスのＨＡ（ＨＡ０）は、すべての細胞内部にあるトランスゴルジ網

| | 感染・増殖する臓器 | 感染の様式 | HAを開裂するタンパク質分解酵素 |
|---|---|---|---|
| 低病原性ウイルス | 呼吸器、消化器 | 局所感染 | 呼吸器と腸管に局在するタンパク質分解酵素 |
| 高病原性ウイルス | 全身の臓器 | 全身感染 | すべての細胞のゴルジ体の中にあるタンパク質分解酵素（フリン、PC6） |

**図4-3　家禽鳥インフルエンザウイルスの病原性とHAの開裂の関係**

（ゴルジ体のうち、近接する小胞体と反対側にある網目構造の組織）の中に普遍的に存在するフリンあるいはPC6という酵素によって開裂される（図4－3）。そのため高病原性鳥インフルエンザウイルスが細胞の表面に飛び出してくるときには、HAはすでに開裂されており、遊離した子ウイルスはすぐに感染性を発揮する。

　これに対して、低病原性鳥インフルエンザウイルスのHAは、呼吸器と消化管に局在する特殊なタンパク質分解酵素でしか開裂されない（図4－3）。また、こうした酵素は、細胞の内部ではなく、外側に存在しているので、子ウイルスが感染した細胞から遊離する際には、HAの開裂がまだ起きていないため、感染性がない。

　同じHAであっても、高病原性鳥インフルエンザウイルスと低病原性鳥インフルエンザウイルスのHAでは開裂される部分のアミノ酸配列が異なる。図4－4はHAが切り離される開裂部位のアミノ酸配列の一例だ。高病原性型のアミノ酸配列が「アルギニン、アルギニン、アルギニン、リシン、リシン、アルギニン」という配列になっているのに対して、低病原性型では「アルギニン、グルタミン

HAの開裂部位のアミノ酸配列

強毒株

← HA1/HA2 →

e.g. A/Ty/Ont　[Arg Arg Arg Lys Lys Arg]/Gly

弱毒株

e.g. A/Dk/PA　-- -- [Arg] Glu Thr [Arg]/Gly

（Kawaoka and Webster, *PNAS*, 1988より一部改変）

**図4-4　強毒（高病原性）株と弱毒（低病原性）株では、HA開裂部位のアミノ酸配列はどのように違うのか**

強毒株では、「Arg（アルギニン）、Arg、Arg、Lys（リシン）、Lys、Arg」と塩基性アミノ酸が並ぶ配列になっているのに対して、弱毒株では「Arg、Glu（グルタミン酸）、Thr（トレオニン）、Arg」のように、塩基性アミノ酸が連続していない

注：本来の用語としては正しくないのだが、ウイルス学では、強毒株、弱毒株、強毒型配列、弱毒型配列という用語を用いる。本書もそれに従った

酸、トレオニン、アルギニン」という配列になっている（　は塩基性アミノ酸）。

これまでの研究で、高病原性鳥インフルエンザウイルスのHAの開裂部位は、アルギニンやリシンのような塩基性のアミノ酸が連続して並ぶのに対して、低病原性鳥インフルエンザウイルスのHAの開裂部位は、塩基性アミノ酸が連続していない。これらのアミノ酸配列を特異的に認識するタンパク質分解酵素の分布が臓器によって異なるため、ウイルスが感染できる組織の種類に差が出て、それが最終的な病原性の違いとなって現れる。

以上のように、鳥インフルエンザウイルスの病原性は、HAの構造と深いかかわりがある。

ただし、HAの開裂部位のアミノ酸配列だけで病原性が決定するわけではない。インフルエンザウイルスの病原性に影響を与える要因はいくつもあって、そのメカニズムはきわめて複雑だ。さらに読み進めていただければ、その奥深さに驚かれるはずだ。

## HAの開裂部位だけでは決まらない

インフルエンザウイルスがどのような分子機構で高病原性化するのか。これは世界中のインフルエンザの研究者が追い続けている研究テーマである。ウイルスの遺伝子にどのような変化が生じると、病原性が強くなるのかが正確にわかれば、その部分の塩基配列を調べるだけでパンデミック発生の危険性を客観的に判断できる。

私（河岡）は、セント・ジュード・チルドレンズ・リサーチ・ホスピタルでインフルエンザの研究を始めた当初から、鳥インフルエンザウイルスが高病原性化する分子メカニズムの解明に取り組んできた。きっかけは一九八三年にペンシルバニア州の養鶏場で起きた鳥インフルエンザの流行だ。発生当初の四月は、低病原性だった鳥インフルエンザウイルス（H5N2亜型）が、同年の一〇月頃から突如、致死率八〇％の高病原性に変わったのである（図4－5）。当時のボスであるウェブスターの命令で、四月と一〇月に分離された鳥インフルエンザウイルスのRNAを

| ウイルス分離時期 | | 1983年4月 | 1983年10月 |
|---|---|---|---|
| 死亡率 | 野外 | <10% | >80% |
| | 実験感染 | 0% | 100% |

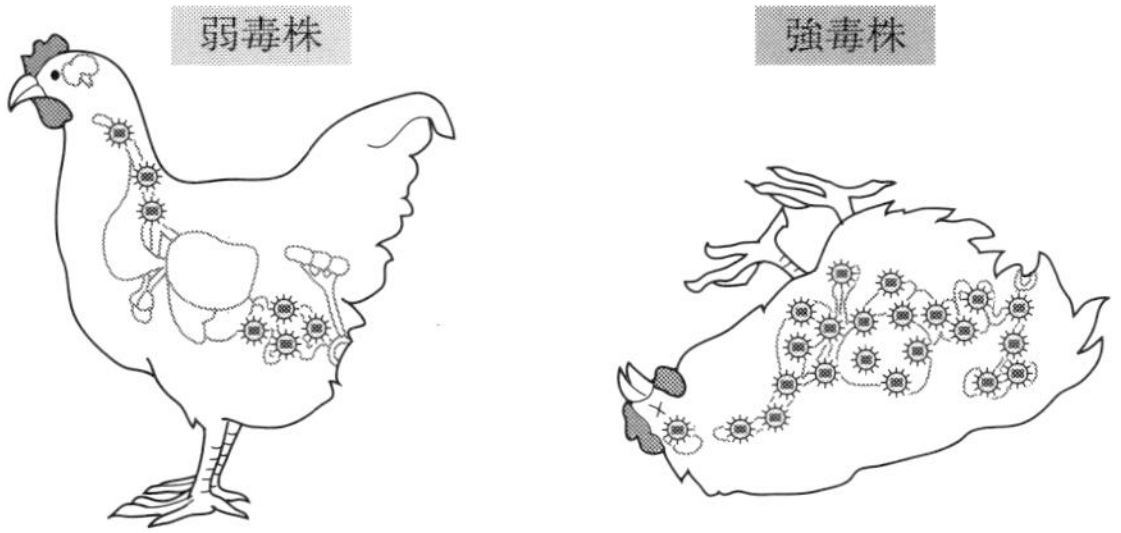


**図４-５　ペンシルバニア州の養鶏場で流行した鳥インフルエンザウイルスは、当初低病原性だったが６ヵ月後に突如高病原性に変異した**

1983年4月、ペンシルバニア州で流行した鳥インフルエンザウイルスは、呼吸器と消化器のみにウイルスが感染する「局所感染」型だった。ところが、半年後には、全身の細胞でウイルスが感染する「全身感染」型になった

比較してどのような変化が生じたのかを調べることになった。

当時、すでに強毒株と弱毒株では、ＨＡの開裂部位のアミノ酸配列が違うと言われていたが、具体的にどのようなメカニズムで病原性の違いが生じるのかはわかっていなかった（正しい用語の使い方ではないがウイルス学では「高病原性株」「低病原性株」といういい方はせず、「強毒株」「弱毒株」という用語を使っている。強毒型配列、弱毒型配列についても同様）。

実験を繰り返し行った結果、ペンシルバニア州の農場で分離された弱毒株のＨＡの開裂部位は、ＨＡが全身の臓器で開裂する強毒型配列であることが判明した。全身感染を起こすはずの強毒型配列をしているにもかかわらず、なぜ病原性が弱いのだろうか。さらに研究を進めると、ペンシルバニア州の弱毒株と強毒株では四つのアミノ酸が異なることが判明した。そして、このうちの一つのアミノ酸の違いにより、弱毒株のＨＡには糖鎖（糖が鎖状につらなった化合物）がついていることがわかった。一方、強毒株にはこうした糖鎖がない。糖鎖の有無だけで、致死率が零％から一〇〇％（いずれも実験室レベル）に変わるとしたら、非常に興味深いと思った。

私（河岡）が考えた仮説は次のようなものだった。

「ペンシルバニア州の弱毒株ではＨＡの開裂部位の近くにある糖鎖が邪魔をして、細胞内に普遍的に存在するタンパク質分解酵素が開裂部位に近づけない。その結果、特殊なタンパク質分解酵素のある呼吸器と消化管でしかＨＡタンパク質の開裂が進まないため、ウイルスが全身の臓器で増殖できない（図４－６、Ａ）。ところが、アミノ酸変異で邪魔だった糖鎖が消えると、普遍的にあるタンパク質分解酵素が開裂部位に取りつけるようになる（図４－６、Ｂ）。その結果、ＨＡが全身の臓器で開裂され、強い病原性が発現するようになる」

分子生物学的手法を用いて、実験を行ったところ、この仮説が正しいことは証明できた。ところが、ペンシルバニア州以外の鳥インフルエンザウイルスを調べてみると、ＨＡの開裂部位の近

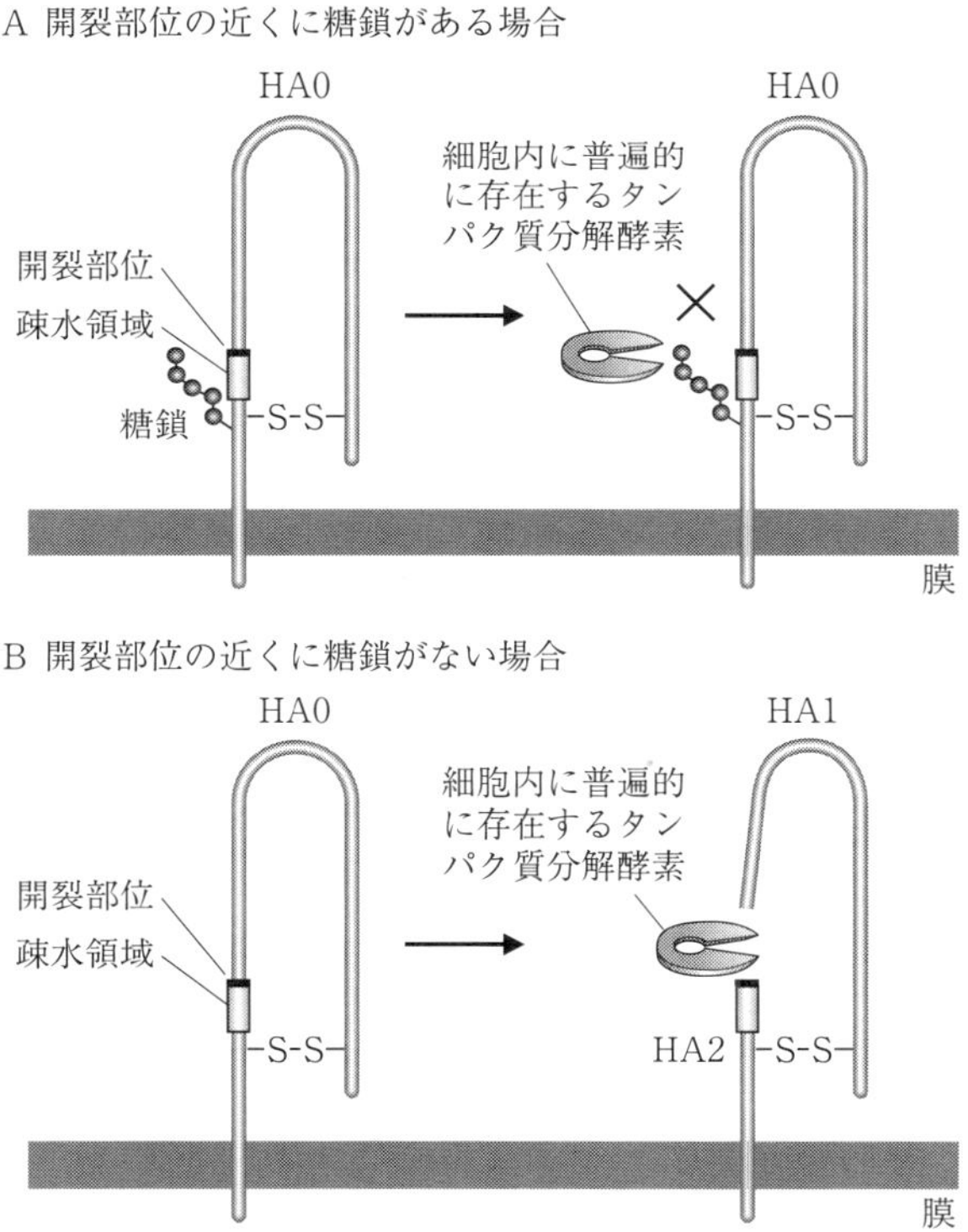


**図４-６　糖鎖が、タンパク質分解酵素の開裂部位への接近を妨げるため「開裂」が起きない**

「開裂」は、宿主の体内にあるタンパク質分解酵素がHA0の「開裂部位」に取りつき、HA1とHA2の２つに分けることをいうくに糖鎖がついているにもかかわらず、病原性の強い強毒株があった。糖鎖が存在することによって病原性が弱まるというのが、仮説の中核をなすだけに、このデータとの矛盾に興味を持った。これを合理的に説明できなければ、「開裂を邪魔している糖鎖がなくなることで、弱毒株が強毒株に変化する」という説は説得力を失ってしまう。

しかし、開裂部位の解析を進めると、ようやくカラクリがわかってきた。糖鎖があっても強い病原性を失わなかった強毒株のHA開裂部位には、弱毒株にはない余分なアミノ酸が挿入されていたのだ。その数が一定以上になると、たとえ糖鎖があっても、細胞内に普遍的に存在するタンパク質分解酵素が開裂部位に取りつけるようになり、HAが開裂することがわかった。余計なアミノ酸が挿入されることで、糖鎖のブロック効果が薄れたのだ。

仮説を裏付ける説得力のあるデータを集めて研究成果を科学論文誌に発表したのは一九八九年で、研究開始からあしかけ六年かかった。それまでは、ニワトリに感染しても死ぬことのない低病原性鳥インフルエンザウイルスと、感染すると一〇〇％（実験室レベル）が死ぬ高病原性鳥インフルエンザウイルスとは、別物だと考えられていた。ところが、高病原性と低病原性といってもウイルスのRNAにはほとんど差がなく、HA開裂部位のわずかなアミノ酸の違いしかなかったのである。

これをきっかけに「低病原性インフルエンザウイルスがわずかなアミノ酸変異で高病原性ウイ

ルスに変化する」という説が広く認められ、アミノ酸配列を調べることで、ウイルスの病原性を予測する手法が一般化し、行政的にも取り入れられていく。

## 融通無碍なる「高病原性化」のメカニズム

ペンシルバニア州の鳥インフルエンザウイルス大流行から一〇年後に当たる一九九三年、今度はメキシコで鳥インフルエンザが大流行した。発生当初に分離されたウイルスは低病原性だったが、すでに感染はメキシコ全土の養鶏場に広まっており、もはや新型ウイルスを根絶することは不可能だった。メキシコ全土の養鶏場に広がった弱毒株から変異株が登場するのは時間の問題だった。

「わずかなアミノ酸変異で病原性が強まる」という仮説に従えば、このウイルスもいずれ病原性が強まるはずだ。予測は的中した。一年半後の九五年一月、メキシコシティー近郊の養鶏場で、高病原性鳥インフルエンザが発生し、ニワトリがバタバタと倒れ始めたのだ。

早速、死んだニワトリから分離されたウイルスを入手して、ポスドクの堀本泰介（現東京大学医科学研究所准教授）と遺伝子解析を進めたところ、興味深いことがわかった。ペンシルバニア州の鳥インフルエンザウイルスとは高病原性化のメカニズムが違っていたのだ。

先に紹介したペンシルバニア州の低病原性ウイルスでは、ＨＡの開裂部位は、塩基性アミノ酸がずらりと並ぶ高病原性ウイルス特有のアミノ酸配列「強毒型配列」になっていた。しかし、開裂部位の近くには糖鎖がついており、多くの組織に存在する、ＨＡを開裂するタンパク質分解酵素が近寄れないため、ＨＡが開裂されず、強い病原性が現れなかった。それがアミノ酸変異により、邪魔な糖鎖がなくなることで開裂が進み、本来持っていた「高病原性ウイルス」の威力を発揮するようになったのだ。

これに対してメキシコの低病原性鳥インフルエンザウイルスのＨＡの開裂部位は、塩基性アミノ酸が連続していない低病原性ウイルス特有の配列「弱毒型配列」をしていた。これが感染を拡大していく過程で変異を積み重ねて、塩基性アミノ酸が並ぶ「強毒型配列」に置き換わった（図4－7）。

つまり、鳥インフルエンザウイルスが高病原性化するには、以下の二つのルートがある。

・糖鎖がなくなることで、ウイルスがもともと持っていた高病原性の性質が現れる
・もともと低病原性だったウイルスが、変異を積み重ねて高病原性に変わる

このように高病原性化のメカニズムは単純ではなく、一筋縄ではいかない。「強毒型」（高病原性）と「弱毒型」（低病原性）の二種類のウイルスが独立して維持されているのではなく、遺伝

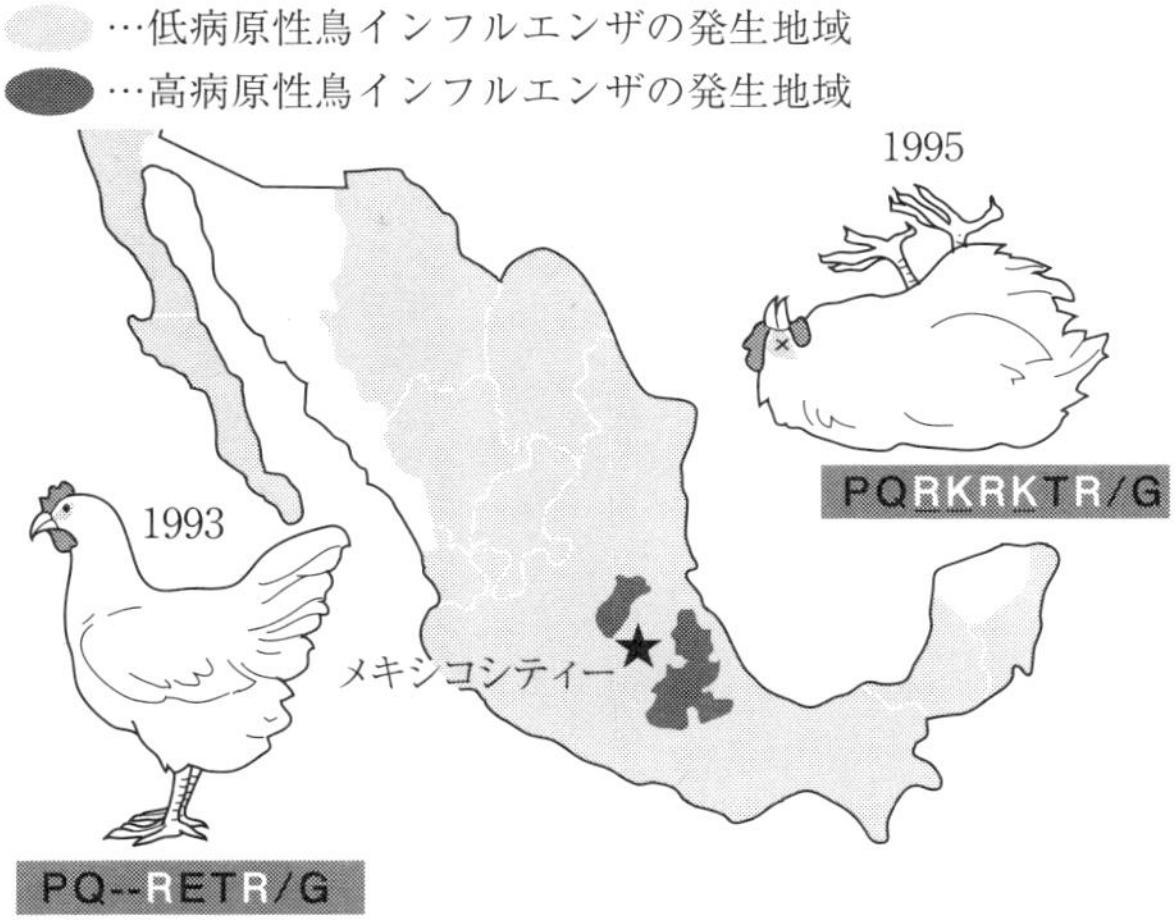


**図4-7　1993年、メキシコの養鶏場で発生した鳥インフルエンザウイルスは、もともと弱毒型配列だったが、HA開裂部位のアミノ酸配列が、変異を積み重ねて1995年に強毒型配列に変わった**
1993年に流行した低病原性鳥インフルエンザウイルスのHA開裂部位は、塩基性アミノ酸が連続していない「弱毒型配列」だった。しかし、1995年にメキシコシティー近郊で発生したウイルスは、塩基性アミノ酸が連続して並ぶ「強毒型配列」に変わっていた。これはペンシルバニア州で発生した鳥インフルエンザウイルスの高病原性化とは異なるメカニズムだ

的にはほとんど同一といっていいウイルスが、わずかなアミノ酸変異で、融通無碍に病原性を変化させていたのだ。

以上、説明した高病原性化のメカニズムは、鳥インフルエンザウイルスがニワトリで強い病原性を発現する際のメカニズムである。実は、私たちヒトを含めて哺乳動物においては、ニワトリにおける病原性の発現とは違う「第三の高病原性化のメカニズム」があることがわかってきた。

従来は、インフルエンザウイルスの病原性は、ウイルスのHAタンパク質の開裂性で決定づけられると考えられてきたが、HAタンパク質以外のファクターが存在することが、最近一〇年の研究で明らかになりつつある。きっかけは一九九七年のH5N1亜型鳥インフルエンザのヒトへの感染報告だった。これについては次章（第5章）で詳しく述べたい。

## ウイルス感染論の新たなる発見

これから紹介する研究は、前述した鳥インフルエンザの高病原性化とも第5章で説明する第三の高病原性化のメカニズムとも異なる。これまで誰も想像しなかったまったく新しい事象で、ウイルス感染論における新たな概念を生んだ発見だ。少々専門的になるが、興味深いテーマなので紹介しておこう。

一般に哺乳動物に感染するインフルエンザウイルスは、宿主の健康状態が良好であれば、肺や気道などの呼吸器にしか感染しない。ところが、一九三三年にヒトから分離されて、マウスなどで継代され、マウスの脳でよく増殖するようになったWSN株という特別なインフルエンザウイルスは、脳のみならず、全身のいたるところで感染・増殖できる能力を持っている。マウスでも、高病原性鳥インフルエンザに感染したニワトリのように全身感染が起きるのである。

不思議なことにこのＷＳＮ株のＨＡの開裂部位は低病原性鳥インフルエンザウイルスと同じ「弱毒型配列」をしており、本来であれば呼吸器や消化管でしかＨＡの開裂は起きないはずだ。なぜ限られた臓器でしか開裂が起きないアミノ酸配列のＨＡなのに、全身の細胞でＨＡが開裂するのか。世界中の研究者がこの謎を解明しようと挑戦したが、なかなか真相にたどり着けなかった。一九九七年当時、セント・ジュード・チルドレンズ・リサーチ・ホスピタルにいた私（河岡）の研究室にいた五藤秀男（現東京大学医科学研究所助教）は、果敢にもこの難題に取り組んだ。

それまでの研究で、ＷＳＮ株の病原性には、インフルエンザウイルスの表面にあるスパイクタンパク質ＮＡが重要な役割を果たしていることはわかっていた。第２章でも説明したとおり、ＮＡは、ウイルスが細胞表面から遊離する際にシアル酸を切断する「ハサミ」の役割を果たしているスパイクタンパク質だ。なぜＮＡが全身感染を決定するＨＡの開裂にかかわっているのか、そのカラクリがいっこうにわからなかった。

五藤が注目したのが「プラスミン」というタンパク質分解酵素だった。プラスミンは「弱毒型配列」のウイルスであってもＨＡを開裂できる性質があり、その前駆体は血液中に存在し、全身を循環している。全身感染を起こすＷＳＮ株の高病原性化にかかわる酵素としてみれば、確かに状況証拠はそろっていた。

問題は、このプラスミンとNAの関係性を分子生物学的にどう説明するかだ。仮説を立てようにも手がかりがなかった。

## WSN株の謎が解けた!

科学者は、研究をスタートする前に、さまざまな知見をもとにストーリー（仮説）を組み立てる。一家言持つプロの研究者たちを納得させるには、説得力のある「登場人物」と「プロット」が重要だ。本筋とは関係ない胡散臭い人物が登場して、さんざん引っ張った挙げ句、無理矢理こじつけたような結末では、彼らを納得させることができない。

今度の研究では、次のような「登場人物」がいる。ミステリー小説仕立てに説明すると、こんな設定だろうか。

**タイトル　「インフルエンザウイルスWSN株　HA開裂事件**
**高病原性化のメカニズムの謎に迫れ!」**

**登場人物**

NA……ウイルスの持つスパイクタンパク質。細胞の表面にあるシアル酸を切断する「ハサミ」を持っているが、今回の事件とそれは関係がなさそう。本件の鍵を握る重要タンパク質。

ＨＡ……ウイルスの病原性を決めるスパイクタンパク質。ＷＳＮ株では、全身の細胞で開裂されることがわかっている。しかし、開裂部位のアミノ酸配列は、一部の臓器でしか開裂が起きない弱毒型配列である。

プラスミン……タンパク質分解酵素。ＨＡを開裂させたと思われる有力容疑者。しかし、「開裂」の実行犯であることを裏付ける決定的な証拠がない。


合理的なストーリーを考えるうえで、解決しなければならない問題があった。通常は、体内では活性化されたプラスミンは検出されないのだ。プラスミンは基質特異性が広く、さまざまなタンパク質を分解してしまうので、そのままでは不都合が多い。そこで、血液中ではプラスミンは、その前駆体（その物質が生成する前の段階の物質）であるプラスミノーゲンとして存在している。五藤のアイディアは、このプラスミノーゲンをストーリーに加えて、高病原性化のメカニズムを解明しようというものだった。五藤は、二週間かけて科学論文を読みあさり、有力な手がかりを見つけた。プラスミノーゲンは、塩基性アミノ酸のリシンに結合する性質があるというのだ。しかもＷＳＮ株のＮＡは末端部分がリシンであった。

これでバラバラだった登場人物が見事につながった。図４－８、Ａを見ながら説明しよう。

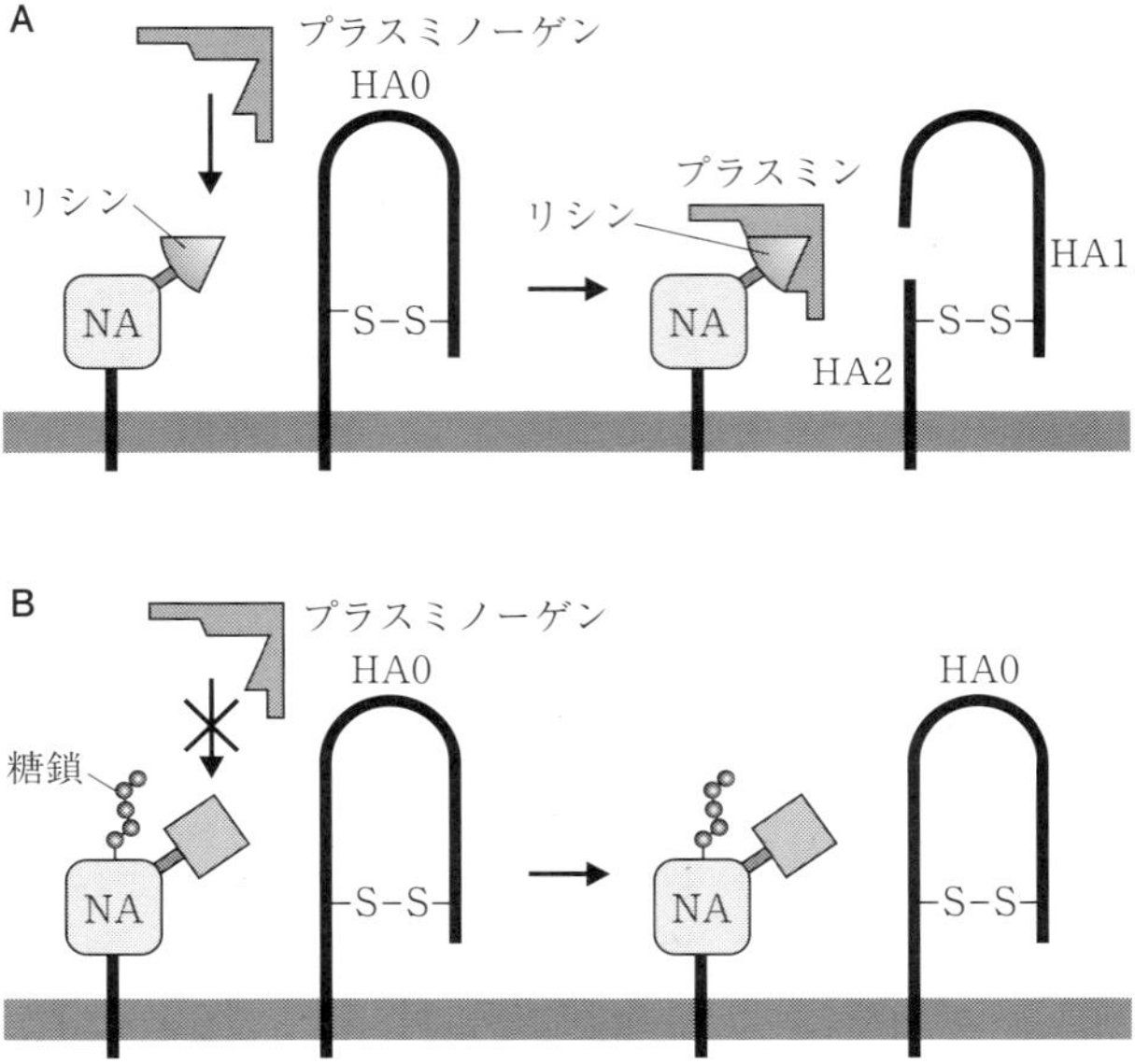


**図4-8　HAの開裂を促すプラスミノーゲンとNAの結合**

A　プラスミンの前駆体であるプラスミノーゲンは、インフルエンザウイルスの外被膜表面にあるNA（ノイラミニダーゼ）を構成するアミノ酸「リシン」を介して結合する。プラスミノーゲンは、プラスミノーゲン活性化因子と呼ばれる酵素の働きで、活性化されてプラスミンに変わる。このプラスミンが、ウイルスのHAを開裂する。これによって、弱毒型のHA配列を持つWSN株が全身感染を起こし、高病原性を発現する

B　ノイラミニダーゼの末端がリシンでない場合、あるいはその近くに糖鎖が結合していると、プラスミノーゲンはNAに結合できない。HAを開裂するプラスミンも生まれないため、ウイルスは感染性を持たない

「まず血液中にあるタンパク質分解酵素プラスミンの前駆体であるプラスミノーゲンがＷＳＮ株のＮＡの末端にあるリシンに結合する。次に細胞の特殊な酵素（プラスミノーゲン活性化因子）の手助けを受けて、リシンと結合したプラスミノーゲンがプラスミンに変わり、ＨＡを開裂する」。

こう考えればすべて辻褄が合う。しかし、もう一つ解決すべき問題があった。実は、インフルエンザウイルスの中には、ＷＳＮ株以外にもＮＡタンパク質の末端にリシンを持つものがある。しかし、こうした株ではなぜか全身感染が起きない。なぜＷＳＮ株だけが特別なのか。しかし、これについてはある程度、察しがついていた。ＷＳＮ株以外のウイルスにはＮＡ末端のリシンの近くに糖鎖が付いていたのだ。この糖鎖が邪魔して、プラスミノーゲンがＮＡに結合できないとすれば合理的な説明がつく。

五藤は、この仮説を裏付けるデータを得るための実験に急ぎ取りかかった。結果は大成功だった。仮説にしたがって、ＷＳＮ株にプラスミノーゲンを加えると、ＨＡ（ＨＡ０）が開裂したのである（図４－８Ａ）。一方、ＮＡの末端がリシンでない場合や、ＮＡ末端がリシンであっても開裂部位の近くに糖鎖がある場合は、プラスミノーゲンを加えても、ＨＡ（ＨＡ０）は開裂されることなく、ウイルスは感染能力を持たなかった（図４－８Ｂ）。

現時点では、プラスミノーゲンに結合して、全身感染するインフルエンザウイルスは、ＷＳＮ

株以外に見つかっていないが、これが自然界に唯一存在するウイルスとは考えにくい。今後、プラスミノーゲンと結合して全身感染を起こす高病原性型のウイルスが発見されるかもしれない。だとすれば、ＨＡの開裂部位の配列が「弱毒型」か「強毒型」かだけを見て、病原性を判断するのは危険ということになる。

次章では、Ｈ５Ｎ１亜型鳥インフルエンザの「種の壁」を越えた感染と、哺乳動物で発見された「第三の高病原性化」のメカニズムについて考えてみたい。

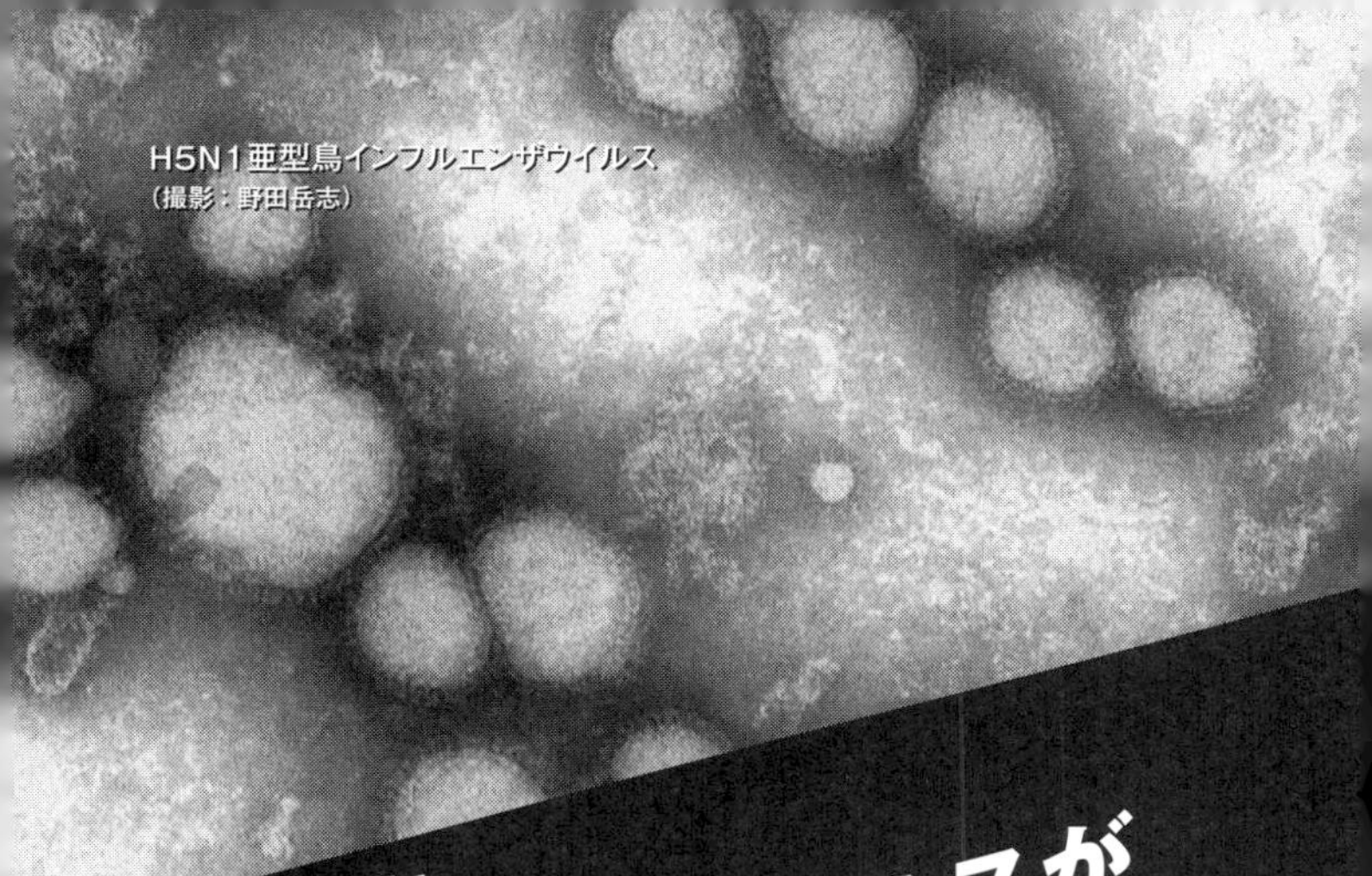

H5N1亜型鳥インフルエンザウイルス
（撮影：野田岳志）

# 第５章 H5N1亜型ウイルスがパンデミックを起こす可能性はあるのか？

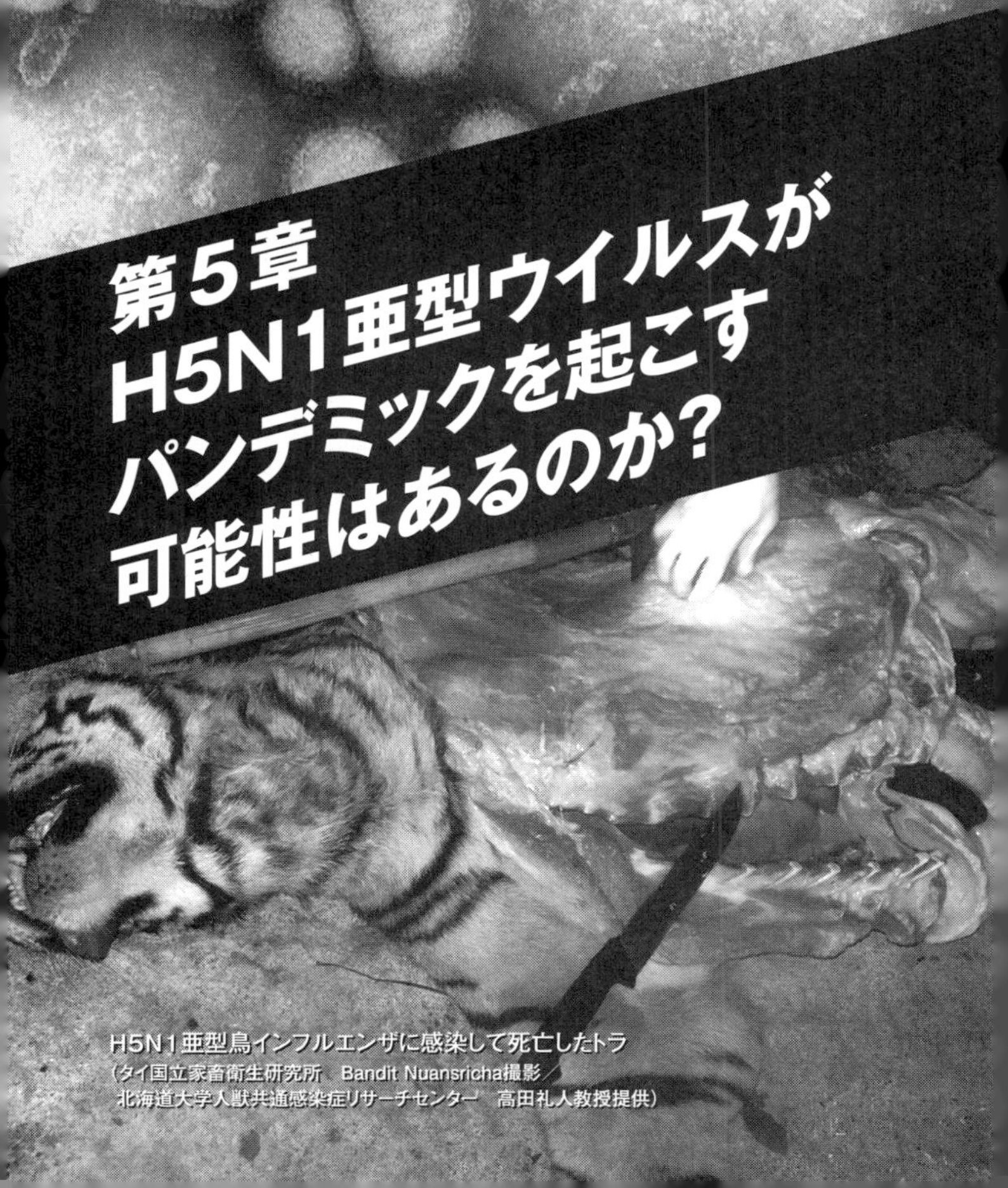

H5N1亜型鳥インフルエンザに感染して死亡したトラ
（タイ国立家畜衛生研究所　Bandit Nuansricha撮影／
北海道大学人獣共通感染症リサーチセンター　高田礼人教授提供）

国内で急速に感染が拡大している新型インフルエンザ（A型、H1N1亜型）への対応に行政やメディアが追われていることもあり、以前に比べると鳥インフルエンザへの関心が薄れつつある。しかし、豚由来の新型インフルエンザが発生したからといって、危険が去ったわけではない。引き続き、警戒が必要だ。

強い病原性を持つH5N1亜型鳥インフルエンザは、いまなお家禽類の間で流行しており、鳥の世界では二〇〇五年以降パンデミック（世界的大流行）の様相を呈している。感染地域は、アジアからヨーロッパ、アフリカにも拡大し、いずれは北米や南米にも伝播する可能性がある。

気がかりなのが、鳥インフルエンザのヒトへの感染が拡大している点だ。当初は、中国、ベトナム、インドネシアなど東アジアに限られていたのが、最近ではパキスタン、トルコ、イギリス、エジプト、ジブチといった国々でも感染例が確認されている。中でも深刻なのがエジプトで、二〇〇九年に入って毎週のように感染症例の報告が続いており、すでに八一人が感染し、うち二七人が死亡している（二〇〇九年八月一一日時点）。アフリカは、欧米やアジアに比べて、公衆衛生の意識も低く医療体制が未整備の地域が多いため、ウイルスの伝播に歯止めがかからなくなる恐れがある。

ただし、現在、ヒトに感染した場合の致死率が六〇％にも達するH5N1亜型高病原性鳥インフルエンザだが、この強い病原性を維持したまま、パンデミックを起こすことはあり得ない。感染した人間の六〇％が死亡するような強い病原性のウイルスでは、効率的に伝播することは難しく、流行が早期に収束してしまうからだ。パンデミックを起こすには、ある程度病原性が弱まる必要がある。しかし、致死率がどの程度下がれば、ウイルスの流行が起きるのかはわからない。

ただし、病原性が弱くなったとしても、仮にH5N1亜型鳥インフルエンザウイルスがヒトの間で流行するようなことになれば、深刻な被害をもたらすであろう。高病原性H5N1亜型ウイルスのHAは強毒型配列であり、H5N1亜型である限り、比較的強い病原性を維持する可能性がある。全世界で二〇〇〇万～四〇〇〇万人が犠牲になったスペイン風邪をしのぐ致死率になることも考えられる。

はたして、高病原性鳥インフルエンザがヒトで大流行する可能性はあるのだろうか。本章では、この問題について考えてみたい。

## 猛威をふるう高病原性鳥インフルエンザウイルス

通常の鳥インフルエンザウイルスは、ガン、カモ、コウノトリなどの野生水禽に感染してもほとんど症状を示さない。野生のカモを捕まえて検査すると、成鳥では約一％、幼鳥では二〇％以上がウイルスに感染していることもある。

ヒトに感染するインフルエンザウイルスは、主にヒトの気道や肺など呼吸器で増殖するのに対して、鳥インフルエンザウイルスは、水鳥の腸管内で増殖する。腸管内で増殖したウイルスは、糞便を通じて、湖や河に放出され、その湖水を飲み込んだ水鳥が経口感染する。自然界には膨大な量のインフルエンザウイルスが恒常的に存在しており、これを根絶することは事実上不可能といっていい。

普通の鳥インフルエンザウイルスは、水鳥には感染しても発症しないが、陸生の家禽（ニワトリ、ウズラなど。以下家禽と呼ぶ）に対しては病原性を示す。ただし、軽い呼吸器症状と下痢を引き起こす程度の弱い病原性しかなく、宿主を殺すほどの能力はない。

ところが、高病原性鳥インフルエンザは、こうした一般的な鳥インフルエンザとはまったく違う特性を持っている。高病原性鳥インフルエンザは、ニワトリやウズラなどの家禽に対し重篤な急性全身性感染を引き起こし、きわめて高い感染率と致死率を示す。これまでに分離された高病原性鳥インフルエンザウイルスは、すべてＨ５あるいはＨ７のＨＡ亜型に属している。ここで、注意していただきたい点がある。Ｈ５あるいはＨ７亜型イコール高病原性ではない、ということだ。Ｈ５あるいはＨ７でも低病原性のウイルスは多く存在し、その中の「一部」のみが高病原性なのである。近年、高病原性のＨ５Ｎ１亜型の感染が広がっていることから、Ｈ５Ｎ１亜型がすべて高病原性と誤解されている方が多いのが気になるところである。

低病原性鳥インフルエンザウイルスと高病原性鳥インフルエンザウイルスでは、ウイルスの増殖する場所と症状がかなり違う。低病原性鳥インフルエンザウイルスは、家禽の呼吸器と腸管でのみ増殖し、前述したように症状も軽い。これに対して、高病原性鳥インフルエンザウイルスは、家禽の全身の臓器で増殖する。感染したニワトリは、早い場合で感染後二四時間、遅くとも一週間で死ぬ。

近年流行しているＨ５Ｎ１亜型ウイルスが恐ろしいのは、家禽類にとどまらず、私たちヒトを含むさまざまな動物に感染する能力を持ち、しかも強い病原性を発現する点だ。これまでにわかっているだけで、ヒト、猫、犬、ウサギ、豚、トラ、ヒョウなどに感染した事例が報告されている。二〇〇四年には、タイ中部チョンブリ県の動物園で飼育されていたベンガルトラが次々に鳥インフルエンザにかかり、約四〇〇頭中、一四七頭が死んだ（第５章扉写真）。動物園でエサとして与えていたニワトリの生肉がＨ５Ｎ１亜型ウイルスに感染していたのが原因だった。ニワトリを食べていないトラにも感染が広がったことから、このウイルスは、トラどうしで水平伝播する能力を持っていたと推測されている。

## 「鳥インフルエンザはヒトに致死的な感染は起こさない」は間違いだった！

Ｈ５Ｎ１亜型鳥インフルエンザウイルスのヒトへの致死的な感染が初めて報告されたのは一九九七年だ。その年の五月九日、香港在住の三歳男児が、激しい咳や高熱を伴う原因不明の症状で入院、抗生物質の投与の甲斐もなく、二週間後に死亡した。この男児の気管からウイルスを分離したところ、Ｈ５Ｎ１亜型インフルエンザウイルスが同定されたのだ。その後も、感染は広がり、一八人がＨ５Ｎ１亜型ウイルスに感染し、うち六人が死亡した。遺伝子解析によると、このＨ５Ｎ１亜型ウイルスのＨＡは、一九九六年に中国の広東省でガチョウから分離された強毒株に由来することが判明した。

一九九七年当時、ウイスコンシン大学獣医学部にいた私（河岡）にとっても、このニュースは衝撃的だった。ニワトリを一〇〇％死亡させる高病原性鳥インフルエンザウイルスがまれにヒトに直接感染することは知られていたが、死亡症例は報告されていなかったからだ。

当時、香港特別行政府衛生署長だったマーガレット・チャン(現WHO事務局長)は、香港で飼育されていた約一四〇万羽のニワトリを殺処分するという荒療治を行う。感染源を根絶するという果断な対策が功を奏したのか、香港では、H5N1亜型鳥インフルエンザウイルスの感染拡大はひとまず収まった。しかし、H5N1亜型ウイルスはその後も中国内陸部で流行を繰り返した後、二〇〇一年には再び香港で、ニワトリ、ハトなどさまざまな鳥類から分離された。その後も、東アジアを中心に散発的にヒトへの感染が続いた。ただし、感染はニワトリからヒトへの感染にとどまり、ヒトからヒトへ感染する事例は報告されなかった。

ところが、二〇〇四年二月二日、ベトナムからショッキングなニュースが飛び込んできた。結婚式でアヒルを調理した三一歳の男性(新郎)が鳥インフルエンザらしき症状により死亡し、この男性の看病にあたった二八歳の妻(新婦)と二人の妹(三〇歳、二三歳)が続いて発症、妻は回復したものの妹二人は死亡した。この二人の遺体から、H5N1亜型の高病原性鳥インフルエンザウイルスが分離されたのである。

アヒルの調理は、男性と妹のうちの一人が行ったが、もう一人の妹と妻は、アヒルはもちろんニワトリにも接触する機会はなかったという。そのため、WHOは、鳥インフルエンザウイルスは、兄から妹へ感染した疑いが強いという見解を発表した。

二〇〇六年には、世界中のウイルス研究者が「ついにパンデミック発生か!」と震撼した事態がインドネシアで発生した。同年五月、スマトラ島北部、クブシンブラン村に住む六人が、激しい咳と呼吸困難に陥り、拠点病院に担ぎ込まれた。六人は、その少し前に原因不明の病気で急死した三七歳の女性の親族で、この女性の葬儀からほどなく体の不調を訴え、次々に倒れたという。緊急治療室に運ばれた六人には、抗生物質や抗ウイルス薬タミフルの投与、人工呼吸器による蘇生措置などが行われたが、病状は回復せず、次々に絶命していった。全員の遺体からはH5N1亜型ウイルスが検出された。これだけの集団感染は過去に例はない。

「H5N1亜型ウイルスがヒトからヒトへ伝播する能力を獲得した可能性がある」と判断したWHOは、専門家による調査チームを緊急派遣した。ほどなく、亡くなった六人以外にも、新たに男性の感染者が存在することが判明する。この男性は、先に死亡した子どもの父親で、看病している際にウイルスに感染した。彼もほどなく死亡した。注目すべきは、この症例が、ヒト→ヒト→ヒトという三世代にわたる感染だった点だ。これはH5N1亜型鳥インフルエンザウイルスでは初めてのケースである。感染がさらに第四世代、第五世代へつながっていけば、パンデミックにつながりかねない。

事態を憂慮したWHOは、新型インフルエンザの警戒レベルを「フェーズ4」に上げて、感染地域を封鎖することも検討した。幸い、懸念された第四世代、第五世代への感染拡大は起きることなく、警戒レベル引き上げは見送られた。その後もニワトリからヒトへの感染が相次いで報告されているが、幸いにして、現時点では、ヒトの間で効率的に伝播する新型ウイルスは誕生していない。

日本では、Ｈ５Ｎ１亜型ウイルスのヒトからの分離例は報告されていない。しかし、感染が疑われるケースはある。二〇〇四年二月、京都府丹波町（現京丹波町）の養鶏場でＨ５Ｎ１亜型鳥インフルエンザウイルスの感染が確認され、三万羽以上のニワトリが淘汰されたことは、記憶に新しい。実は、この事件で、Ｈ５Ｎ１亜型ウイルスがヒトに感染していたかもしれないのだ。

この事件では、養鶏場のオーナーが、鳥インフルエンザの発生が疑われたにもかかわらず、生きたニワトリやその肉を出荷し続けたため、他県にまで感染したニワトリが流出した。幸いにして果断な封じ込め策が功を奏して、それ以上の拡大は起きなかった。しかし、事態収束後、養鶏場の従業員のほか、消毒やニワトリの処分に従事した関係者五八人を採血して、検査したところ、五人の血液からＨ５Ｎ１亜型鳥インフルエンザウイルスの抗体が見つかったのである。体内からはウイルスそのものは発見されなかったものの、「抗体」が発見されたことから、ニワトリからヒトへの感染が起きた可能性は高い。

五人のうち四人は、養鶏場に勤務していた従業員で、当初、経営者が事件を隠蔽していたために、マスクや防疫服などで十分な防御をしないまま作業をしていたため、鶏舎内でウイルスに感染した可能性が高い。しかし、残りの一人については、タミフルを事前に服用し、防疫服やゴーグル、マスクなどで厳重に防備したうえで、作業に当たっていた。これだけの防備を施しても感染を免れ得なかったのである。もし行政の対応が遅れていたら、日本国内で感染が広がっていった可能性もある。

本章の冒頭にも述べたとおり、H5N1亜型鳥インフルエンザウイルスは、いまや東アジアにとどまらず、全世界に拡大しつつある。ウイルスの伝播には渡り鳥もかかわっている可能性がある。二〇〇五年四月末には、中国西部にある青海湖の渡り鳥の群れで、H5N1亜型ウイルスの集団感染が発生した。青海湖に棲息している渡り鳥は、毎年冬になると、シベリア、中央アジア、東ヨーロッパから西ヨーロッパを経由して、越冬地であるアフリカへと大移動する。ウイルス学者は、H5N1亜型ウイルスに感染した渡り鳥が媒介となり、ヨーロッパやアフリカにウイルスが伝播することを危惧したが、その不安は現実のものとなった。

二〇〇五年以降、西アジアやヨーロッパ、アフリカのさまざまな国々で、H5N1亜型ウイルスに感染した野鳥が相次いで発見され、最近では家禽類やヒトへの感染報告が相次いでいる。新型インフルエンザ（A型、H1N1亜型）の報道にかき消されてしまっているが、H5N1亜型鳥インフルエンザウイルスは、いまなお流行している。豚で流行していたインフルエンザウイルスが突如ヒトの間で効率的に伝播する能力を獲得したように、H5N1亜型鳥インフルエンザウイルスに由来する新型ウイルスがパンデミックを起こす可能性は依然として消えていない。

## Ｈ５Ｎ１亜型鳥インフルエンザの最新研究成果

一九九七年に香港でＨ５Ｎ１亜型鳥インフルエンザウイルスが発生してからの約一〇年を駆け足で振り返ってみたが、この間、インフルエンザウイルスの研究は、重要な発見が相次いだ。これまでヒトに感染することはないと思われてきた鳥インフルエンザウイルスがなぜヒトに感染することができたのか。Ｈ５Ｎ１亜型鳥インフルエンザウイルスが、ヒトに対してなぜあれほどまで強い病原性を持つのか。さまざまな謎が、世界中のウイルス学者たちによって、徐々に解明されつつある。その成果は多岐にわたるため、すべてを紹介することは難しいが、最新の研究成果をいくつか紹介していこう。

### ①どのようにしてヒトに感染する能力を獲得したのか

一九九七年、香港でヒトへの初感染が報告されるまでは、ウイルス学者たちは、鳥インフルエンザウイルスはヒトには容易には感染しないと信じてきた。これには科学的な根拠があった。

インフルエンザウイルスが宿主の細胞に感染するためには、ウイルスの外被膜表面にあるＨＡというスパイクタンパク質と宿主の細胞膜にある受容体（レセプター）が結びつく必要がある。

この物理的な結合があって、初めてウイルス中のRNAタンパク質複合体（RNP）が細胞の中に送り込まれる（詳細は第2章）。

前述したようにウイルス表面のスパイクタンパク質と宿主の受容体には、受容体特異性という関係がある。これは「鍵と鍵穴の関係」にたとえられ、宿主の細胞表面にある受容体の立体構造にうまくかみ合う構造を持つHAのみが感染できる。

インフルエンザウイルスのHAは、シアル酸を末端に持つ糖タンパク質や糖脂質を受容体として宿主の細胞に結合する。しかし、鳥インフルエンザウイルスとヒトインフルエンザウイルスでは、結合できるシアル酸の結合の仕方が違う。前者はガラクトースにα2－3結合したシアル酸を認識するのに対して、後者はガラクトースにα2－6結合したシアル酸を認識する（図5－1）。

一九九〇年、アメリカのポールソンらは、インフルエンザウイルスが感染するヒトの気管の上皮細胞には、α2－6結合したシアル酸は存在するが、α2－3結合したシアル酸は存在しないという研究結果を報告した。すなわち、私たちヒトには、鳥インフルエンザウイルスが感染するために必要な受容体が存在しないことになる。ウイルス学者が、鳥インフルエンザウイルスのヒトへの直接感染が起きないと長らく信じてきたのは、鳥とヒトの間にはこうした「種の壁」があると信じられてきたからだ。

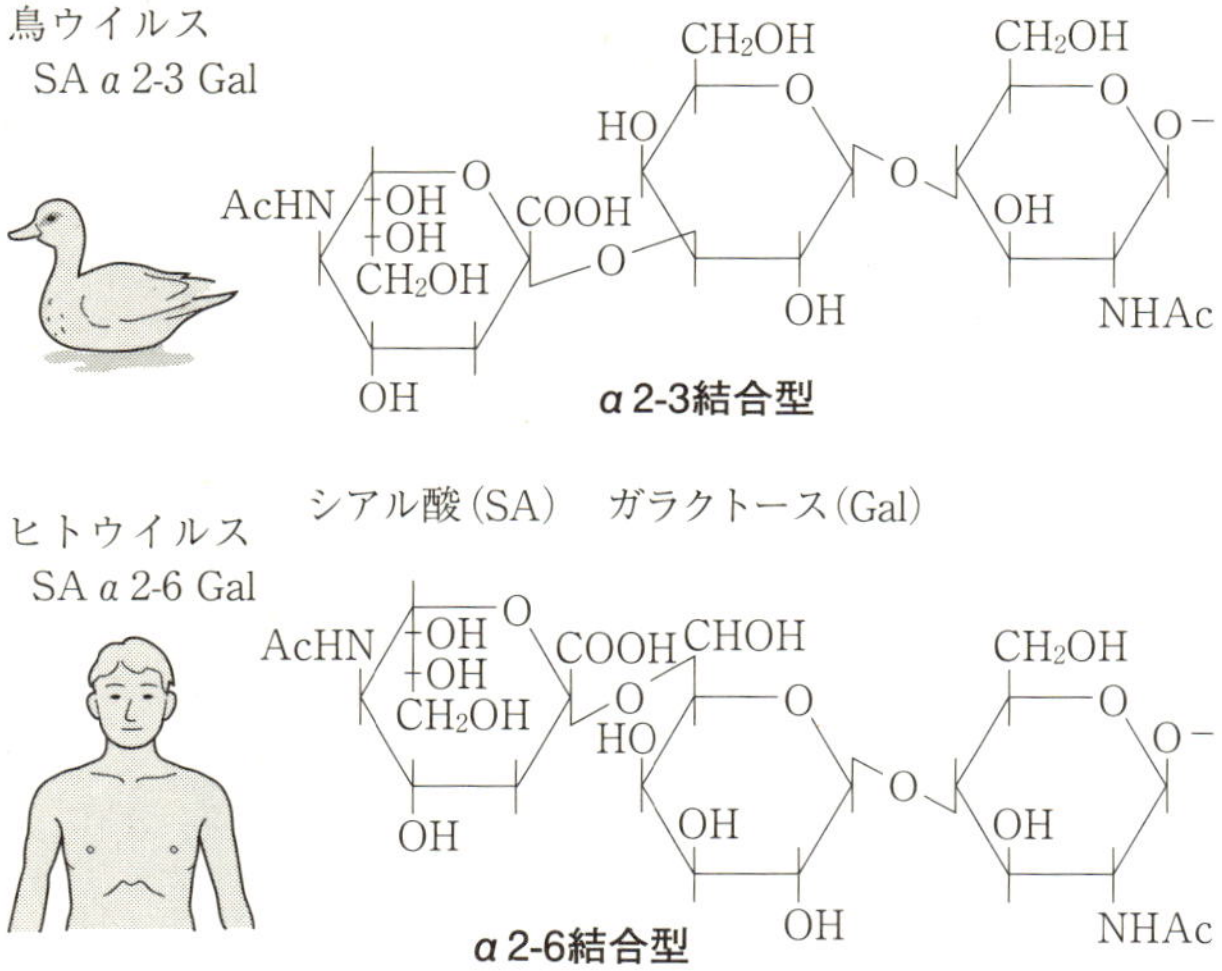


**図5-1　ヒトと鳥では、ウイルスが感染する受容体の種類が違う**
鳥インフルエンザウイルスのHAが結合できるのはガラクトースにα2-3結合したシアル酸である。これに対し、ヒトインフルエンザウイルスのHAが結合できるのは、ガラクトースにα2-6結合したシアル酸だ。ヒトの気管上皮にはα2-6結合しか存在しないことがわかっており、このため、鳥インフルエンザウイルスはヒトには感染しないと長らく思われてきた

H5N1亜型鳥インフルエンザのヒトへの相次ぐ感染報告は、インフルエンザウイルスの研究者をおおいに当惑させた。ヒトには、鳥インフルエンザウイルスの受容体がないのに、なぜ感染するのか。

私たちは、神戸大学の新矢恭子准教授（当時、東北大学准教授）と共同で、ヒトの呼吸器における鳥インフルエンザウイルスの受容体の分布に関する研究に着手した。

「ヒトには鳥インフルエン

ザウイルスに対する受容体が存在しない」——というウイルス学の常識をまず疑うことから、研究はスタートした。前述のポールソンの報告は、ヒトの気管にある上皮細胞に限ったものであり、その他の部分の細胞については触れていない。生命科学では往々にして、公知の事実と思われていたことが、よくよく調べてみると、実は正確な情報ではなかったということがある。

新矢は、最初に、ヒトインフルエンザウイルスの受容体であるα2-6結合したシアル酸の分布を調べた。α2-6結合したシアル酸を特異的に認識するレクチンというタンパク質を用いて調べたところ、鼻粘膜、副鼻腔、咽頭、気管、気管支、細気管支、肺胞など、呼吸器系の細胞すべてに、α2-6結合したシアル酸が存在することが確認できた（図5-2）。

次に同様な手法で、鳥インフルエンザウイルスの受容体であるα2-3結合したシアル酸の分布を調べた。結果は意外なものだった。ヒトの肺の中にある細気管支と肺胞には、鳥にしかないと思われてきたα2-3結合のシアル酸が確認されたのだ（同図）。私たちの体の中には、鳥インフルエンザウイルスに感染し得る受容体が存在したのである。

さらに私たちは、ヒトの呼吸器から組織片を取り出し、これに鳥由来ウイルスやヒトの間で流行しているウイルスを感染させる実験を行った。結果は、鳥由来ウイルスは、肺の奥にある肺胞細胞では効率的に増殖できるものの、気管支の細胞ではほとんど増えなかった。それに対して、ヒト由来ウイルスは、肺胞細胞だけでなく、気管支の細胞でも効率的に増殖することがわかっ

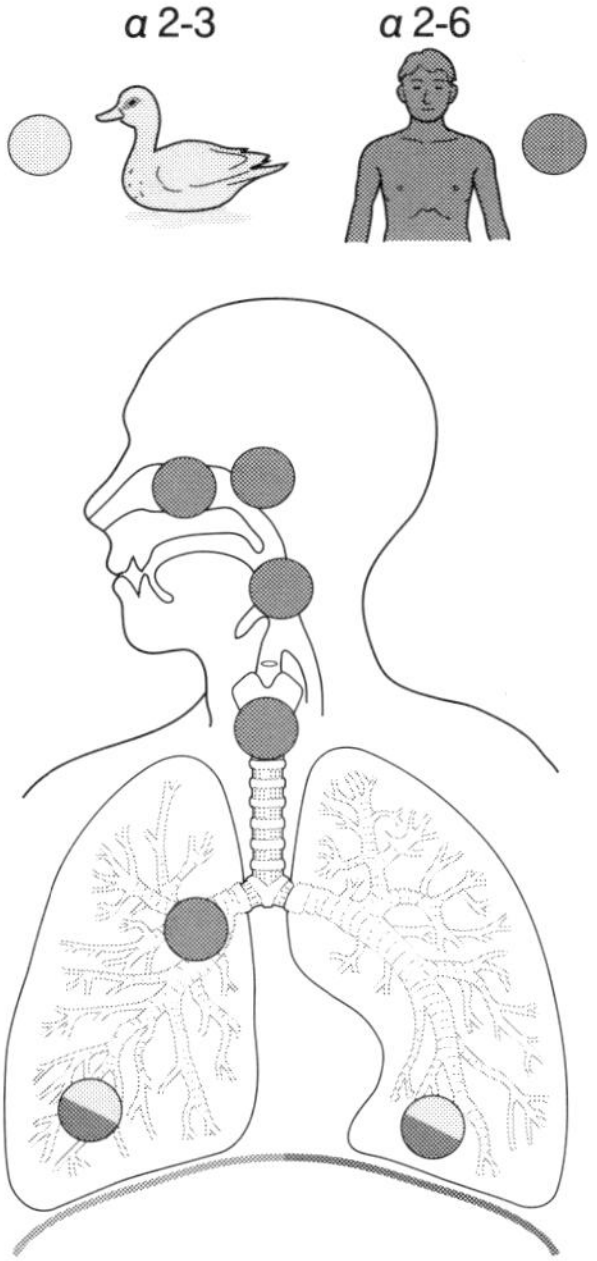


Shinya et al., *Nature* (2006)

**図５-２　ヒトの体内におけるα2-3結合シアル酸とα2-6結合シアル酸の分布**

従来の学説では、ヒトの呼吸器には、α2-3結合シアル酸は存在しないと考えられてきたが、細気管支と肺胞の深部にα2-3結合シアル酸が存在することがわかったた。一連の結果から、H5N1亜型鳥インフルエンザウイルスは、呼吸器の奥深くに存在する、α2－3結合シアル酸を持つ受容体に結合することで、ヒトに感染していると考えられる。これは、H5N1亜型ウイルスに感染した患者では、肺胞や細気管支など下部呼吸器で、ウイルスが著しく増殖して、重篤な症状を見せるという臨床所見とも合致する。

ヒトに感染したH5N1亜型ウイルスが、ヒトの間で効率的に感染できないのも、気管や鼻粘膜などの呼吸器の上部ではウイルスが増殖できないため、くしゃみや咳などの飛沫を通じた感染が起きにくいためだと思われる。

## ②感染すると、重篤な症状になるのはなぜか

WHOによると、H5N1亜型鳥インフルエンザウイルスのヒトへの感染事例は、二〇〇三年から二〇〇九年までの約六年間で四三八例にとどまる。ただし、報告は、H5N1亜型鳥インフルエンザウイルスに感染していることが確定診断で確認された事例に限られるので、実際の感染者はこの数十倍に達するだろう。報告された症例では、致死率は約六〇％と高い。一部には、症状の軽い患者は病院に来院していないので、実際の致死率はもっと低いはずとの声もあるが、季節性インフルエンザウイルスに比べて病原性が著しく強いことに変わりはない。

感染者の年齢は、生後三ヵ月～七五歳（平均一八歳前後）と広範にわたるが、このうち九〇％

は四〇歳以下の若年成人であり、高齢者は少ない。致死率は一〇～一九歳の患者で最も高く、五〇歳以上では低い。端的に言えば、免疫力の強い若い世代ほど犠牲者が多いということになる。

潜伏期間は二日から八日程度、死にいたった症例では、発症から死亡までの経過日数は二～三一日（平均九～一〇日）とバラツキがある。H5N1亜型ウイルスに感染すると、突然の高熱、咳などの呼吸器症状や関節痛、筋肉痛などの典型的なインフルエンザの症状に加えて、ウイルスが肺の奥で増殖するため、重度の肺炎になるケースが目立つ。また、ベトナムの感染事例では、腸管のぬぐい液からウイルスの存在が示唆された。さらに、別のベトナムの感染事例では、小児が呼吸器症状のない脳炎になり、脳脊髄液にウイルスの存在が示唆されたケースも報告されている。このように呼吸器以外の臓器でウイルス感染が疑われることは、季節性インフルエンザには見られない現象だ。しかし、H5N1亜型ウイルスが最も効率よく増殖するのは、呼吸器である。

季節性インフルエンザに比べて病原性が著しく強い原因の一つとして、サイトカインの過剰産生をもたらす免疫機構の異常が考えられる。サイトカインは、ウイルスに感染した際に細胞から分泌される物質で、マクロファージなどの免疫細胞に働きかけて、ウイルスを駆除する免疫反応を促す。その結果、副作用として生じるのが炎症反応や頭痛、筋肉痛などの症状だ。高病原性H5N1亜型ウイルスに感染すると、短期間に大量の細胞がウイルスに感染するため、通常より多くのサイトカインが分泌されて、激しい免疫反応を起こし、多臓器不全を引き起こす。免疫系の活発な反応がサイトカインの過剰産生につながるため、若くて健康な人ほど、激しい症状になるのかもしれない。これは、H5N1亜型鳥インフルエンザウイルスの致死率が一〇～一九歳で最も高いこととも符合する。

### ③パンデミックは起きるのか

「H5N1亜型鳥インフルエンザウイルスがパンデミックを起こすのかどうか？」

ここ数年、メディア関係者からこういう質問をよく受ける。これについては、専門家の間でも意見が割れている。「対策を講じなければ、数年以内にH5N1亜型鳥インフルエンザのパンデミックが発生する」と断言する研究者もいれば、「H5N1亜型ウイルスがパンデミックを起こす危険性は低い」と主張する研究者も多い。後者は、「これまで報告されている症例では、感染者は、親や子、兄弟など血縁関係のあるものが大半を占める。何らかの遺伝的要因を持った人にしか感染しない可能性が高く、スペイン風邪のようなパンデミックはまず起きない」というのだ。

残念ながら、私たちにはそうした予測はできない。現状では、科学的なエビデンスがまだまだ不足しており、H5N1亜型鳥インフルエンザウイルスがパンデミックを起こす時期と規模を正

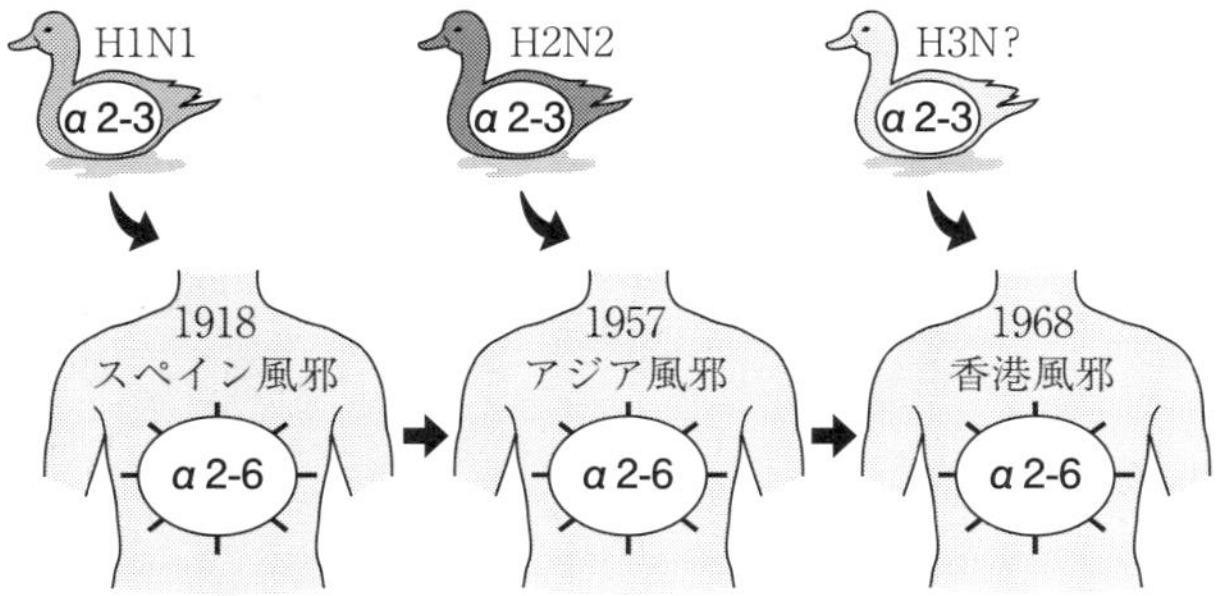


**図５-３　20世紀中にパンデミックを起こしたインフルエンザウイルスでは、α2-6シアル酸に結合しやすく変異していた**

確に予測することは不可能だからだ。現状で予測を述べても、「当たるも八卦当たらぬも八卦」で、占いと大差ない。

しかし、Ｈ５Ｎ１亜型鳥インフルエンザウイルスがパンデミックを起こす危険性があるかと問われれば、「ＹＥＳ」と答えるだろう。これはパンデミックの歴史を振り返ってみても明らかだ。

二〇世紀中に三回起きたパンデミックは、いずれも鳥インフルエンザウイルスがヒトに感染しやすいタイプに変異し、それが大流行したことがわかっている。前述したように一九一八年に起きたスペイン風邪のウイルスも、Ｈ１Ｎ１亜型鳥インフルエンザウイルスに由来する。

いずれのケースも、ウイルスの表面にあるＨＡタンパク質が、鳥インフルエンザウイルスの持っているα２－３結合型から、ヒトインフルエンザウイルスが持っているα２－６結合型に変化した（図５－３）。この変異によって、鳥インフルエンザウイルスが、α２－６結合型の受容体が豊富にあるヒトの上部気道で効率よく増殖しやすくなり、ヒトで伝播しやすい能力を獲得したと考えられている。ヒトの上部気道で増殖できるようになったウイルスは、咳やくしゃみによって飛沫感染するようになり、大流行を起こすようになるのだろう。

ここで気になるのが、現在、世界各地で流行しているＨ５Ｎ１亜型の鳥インフルエンザウイルスが、α２－６結合型の受容体を認識するパンデミック型に変異する可能性があるかどうかだ。Ｈ５Ｎ１亜型ウイルスは、世界各地で流行を繰り返しており、さまざまな変異を持つ株が生じている。こうした変異株の中から、ヒトの間で効率的に伝播するパンデミック型が登場する可能性は否定できない。

私たちの研究室の山田晋弥（当時大学院生：現在特任研究員）は、中部大学の鈴木康夫教授、静岡薬科大学の鈴木隆教授らとともに、ヒトに感染したＨ５Ｎ１亜型の鳥インフルエンザウイルス合計二一株を世界各地から集めて、ヒトと鳥のいずれの受容体と結合しやすいかを調べた。結果は、一八株のウイルスは鳥の受容体に結合しやすく、残りの三株のウイルスについては、ヒトの受容体にも結合するようになっていたことがわかった。

株の種類によって、宿主の受容体の認識に差が出るのはなぜなのか。それは、ウイルスが細胞に感染するときに「接着剤」の役割を果たすＨＡの構造に変化が生じているからだ。鳥の受容体

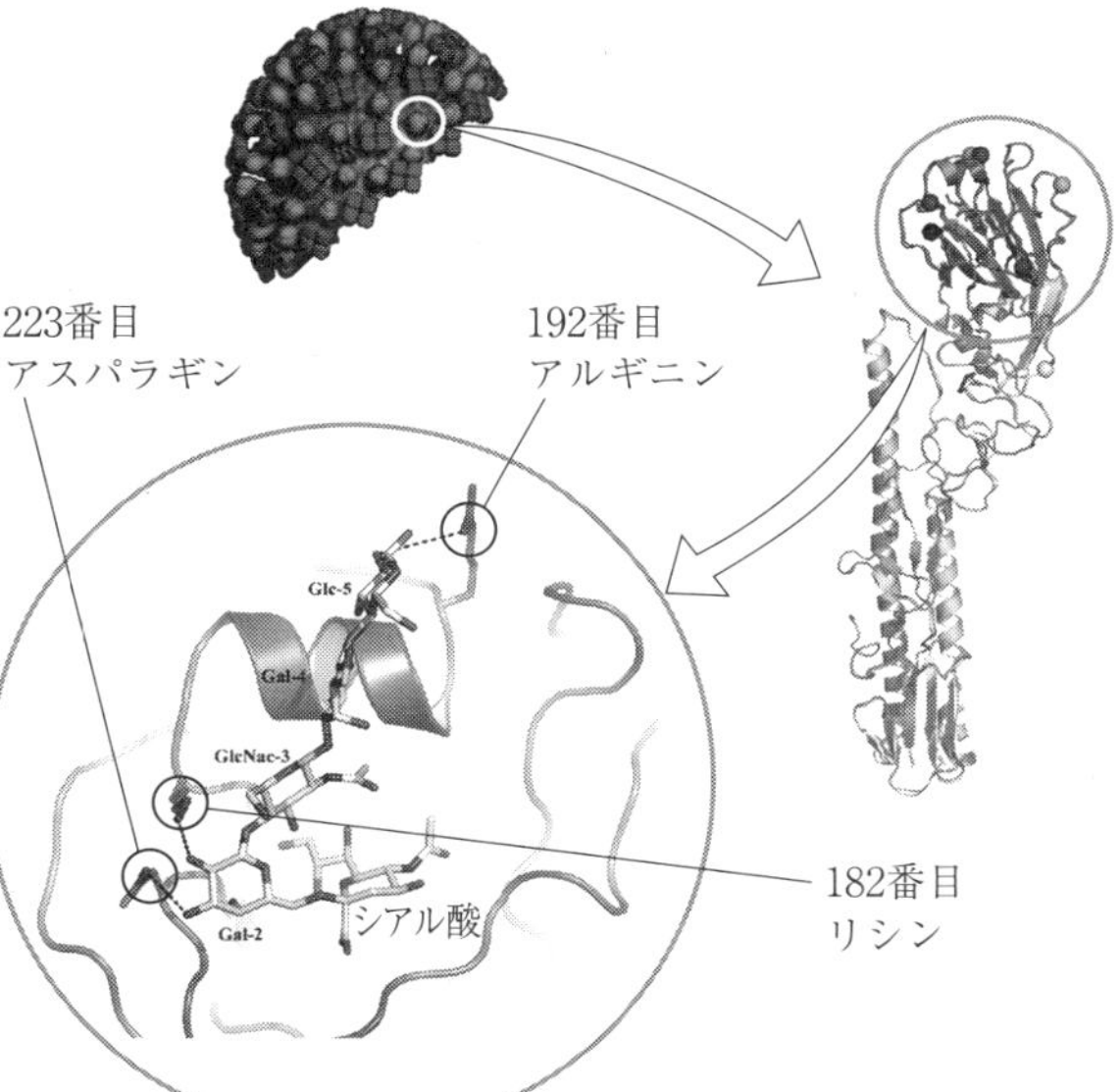


**図５-４　わずか３つのうちのいくつかのアミノ酸が変異しただけで、H5N1 亜型高病原性鳥インフルエンザがヒトに感染しやすくなる**

とのみ結合するＨＡと、鳥とヒトの両方の受容体と結合するＨＡのアミノ酸配列を比較したところ、ＨＡの結合部位の近くにある三個のアミノ酸変異が、ヒトの細胞に感染するうえで重要な役割を果たしていることが明らかになった。

図５－４は、ＨＡの構造図だ。この先端部にある、わずか三つのアミノ酸のうちのいくつかが変わっただけで、鳥インフルエンザウイルスが、ヒトの受容体に感染しやすくなるのである。

二〇〇六年にイラクで分離されたH5N1亜型ウイルスのHAを、私たちのグループが調べたところ、ヒト型の受容体と結合する能力が高まる一方で、鳥型の受容体との結合力が低下していることがわかった。幸い、このウイルスはヒトで流行しなかったものの、H5N1亜型ウイルスのHAは、着実にヒトに感染しやすい変異を重ねていることが明らかになった。

ただし、私たちは、受容体と結合するHAが変異しただけでは、ヒトへの効率的な伝播を起こすには十分でなく、これとは別の未知の要因が、パンデミックウイルス出現には必要だと考えている。後述するPB2タンパク質の六二七番目のアミノ酸もそのひとつである。ヒトに効率的に伝播するには、「切り替えスイッチ」がすべてONにならなければならないが、まだ、一部のスイッチがOFFのままなので、ヒトからヒトへの感染が進まない、とみている。このスイッチがいくつあるのか、また、切り替え作業がどの程度進行しているのかはわかっていない。

### ④ヒトにおいて病原性を発現させるメカニズム

第4章では、鳥インフルエンザウイルスが高病原性化するメカニズムについて、詳細に説明した。前述したように、鳥インフルエンザウイルスの高病原性化には、HAが全身にあるタンパク質分解酵素で「開裂」されることが必要だった。このことは、鳥類のみならず哺乳動物でも重要である。しかし、近年の研究で、ヒトを含む哺乳動物においては、HAの開裂とは直接関係のない病原性発現のメカニズムがあることがわかってきた。

一九九七年、香港で鳥インフルエンザウイルスのヒトへの感染が確認されると、当時、ウイスコンシン大学にいた私（河岡）は、かつてのボスだったウェブスターの依頼を受け、北海道大学の高田礼人助手（現教授）、鳥取大学の伊藤壽啓助教授（現教授）らに香港での現地調査の参加をお願いした。調査の結果、ヒトへ感染した鳥インフルエンザウイルスの感染源が生きたニワトリを売買する生鳥市場にあったことがわかった。

その後、私は、一八人に感染し、六人を死亡させたＨ５Ｎ１亜型ウイルスをアメリカのＣＤＣ（アメリカ疾病予防管理センター）から分与してもらい、解析を始めた。分与された一七株はニワトリには強い病原性を発現したが、マウスに感染させると、強い病原性を示す株と、示さない株の二つのグループに分かれた。病原性の強い株は、たった一個のウイルスを感染させただけでマウスを殺すが、病原性の弱い株は、一〇〇〇個から一〇万個のウイルスを感染させないと、マウスが死ななかったのだ。

不可解な結果であった。なぜ、同時期に鳥からヒトに感染したウイルスでありながら、マウスに対する病原性が異なっているのだろうか。いずれのウイルスもＨＡの開裂部位は強毒型である。もしかすると、哺乳類であるマウスには、ニワトリにおいて鳥インフルエンザウイルスの病原性を決定づける「ＨＡの開裂」とは、まったく別の病原性を規定するメカニズムがあるのかもしれない。

当時、ウイスコンシン大学でポスドクだった八田正人（現ウイスコンシン大学助教授）が、この謎を解明するための研究に着手した。おりしも、私たちの研究チームは、インフルエンザウイルスを人工合成できるリバース・ジェネティックス（詳しくは第6章で解説）という画期的な技術を開発することに成功していた。これを使えば、ウイルスのＲＮＡの遺伝子変異を導入したり、八種類あるＲＮＡ分節の組み合わせを自在に変更したりできる。

そこで、まずマウスを殺すウイルスと殺さないウイルスのＲＮＡ分節を一種類ずつ置き換えてみた。その結果、ウイルスのＲＮＡ合成に関与しているＰＢ2タンパク質をコードするＲＮＡ分節を入れ替えたときに、マウスの病原性も入れ替わった。ＰＢ2タンパク質は、ＲＮＡの鋳型を作る酵素「ＲＮＡポリメラーゼ」の一部である。おそらく、このタンパク質に変異が生じることで、ＲＮＡの合成能力に何らかの変化が生じて、病原性が変わったのであろう。

さらに、このＰＢ2タンパク質の解析を進めると、六二七番目のアミノ酸がグルタミン酸の場合は病原性が弱くなり、リシンの場合は強くなることがわかった。たった一つのアミノ酸を変えただけで、マウスでの病原性が一変したのだ。さらに、Ｈ5Ｎ1亜型ウイルスのＨＡの開裂部位の配列を「強毒型」から「弱毒型」に変えると、マウスに対する病原性が弱くなった。すなわちマウスにおいてもＨＡの開裂部位に塩基性のアミノ酸が並んでいることが強い病原性を発現するうえで重要であることがわかった。

一九九七年に香港で発生したＨ５Ｎ１亜型鳥インフルエンザウイルスは、その後も周辺アジア諸国に伝播し、二〇〇三年からは東南アジアを中心にヒトへの感染が相次いだ。二〇〇四年、八田は、ベトナムで死亡した同一感染者から分離した二株のウイルスを入手し、ＰＢ２タンパク質の六二七番目のアミノ酸の解析を行った。一株は気管内から分離したウイルスで、もう一株は咽頭から分離したウイルスである。この二つの株は、同一の感染者から分離したものだったにもかかわらず、ＰＢ２タンパク質の六二七番目のアミノ酸は、気管から採ったものが弱毒型のグルタミン酸で、咽頭から採取したものが強毒型のリシンだった。この二株を用いてマウスで感染実験を行った結果、六二七番目のアミノ酸がリシンの場合に、ウイルスがマウスの鼻腔内で効率よく増殖することがわかった。

さらにこのリシン株をさまざまな条件の培養細胞で育ててみたところ、哺乳動物の上部気道の温度に近い三三度で効率よく増殖した。これに対して、グルタミン酸株では、ニワトリの体温である四一度で効率よく増殖した。以上の実験結果から、鳥インフルエンザウイルスが、ニワトリに比べると低温であるヒトの上部気道で効率よく増殖するためには、ＰＢ２タンパク質の六二七番目のアミノ酸が、グルタミン酸からリシンに変異する必要があることが予想された。ちなみに、この六二七番目のリシンは、Ｈ５Ｎ１亜型鳥インフルエンザウイルスに感染したヒトや、猫や犬などから分離したウイルスに多く認められる。季節性のH1N1亜型、H3N2亜型インフルエンザウイルスにも保存されていることから、哺乳類での増殖に重要であると思われる。

実は、これまでに説明してきたHAタンパク質、PB2タンパク質以外にも、鳥インフルエンザウイルスの病原性を左右するウイルスのタンパク質が複数発見されている。二〇〇一年にアメリカのグループにより発見されたPB1－F2もそのひとつだ。このタンパク質は、アポトーシスの誘導、宿主の免疫応答抑制などにかかわっており、H5N1亜型鳥インフルエンザウイルスのPB1－F2タンパク質では、六六番目のアミノ酸がセリンになるとマウスでの病原性を増強させるという報告がある。

以上、説明したように、H5N1亜型鳥インフルエンザウイルスがヒトにおいても強い病原性を発現するには、単純に、HAが開裂するだけでは不十分であることがわかる。すなわち、ヒトへの感染リスクを判断するためには、ニワトリでの病原性を評価するときのようにHAの開裂部位だけに注目するのでは不十分ということになる。このようにインフルエンザウイルスの病原性は、感染する宿主が変わると変わってしまう。こうしたウイルスの病原性発現メカニズムを理解しているウイルス学者は、二〇〇九年突如発生し、世界中で大流行している新型インフルエンザ（A型、H1N1亜型）は安全だ、などと軽々しくは言わないのだ。

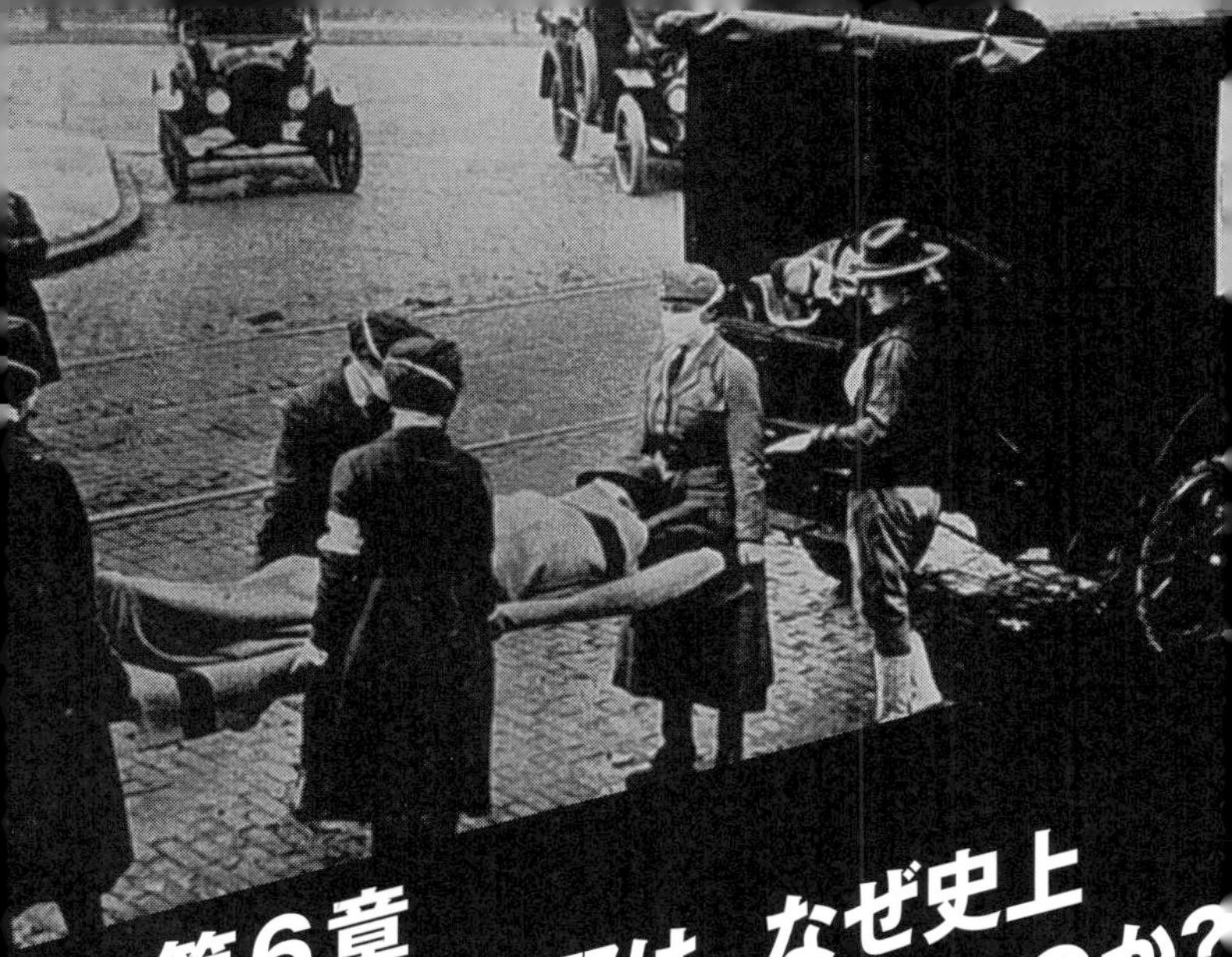

# 第６章
# スペイン風邪は、なぜ史上最悪の被害をもたらしたのか？

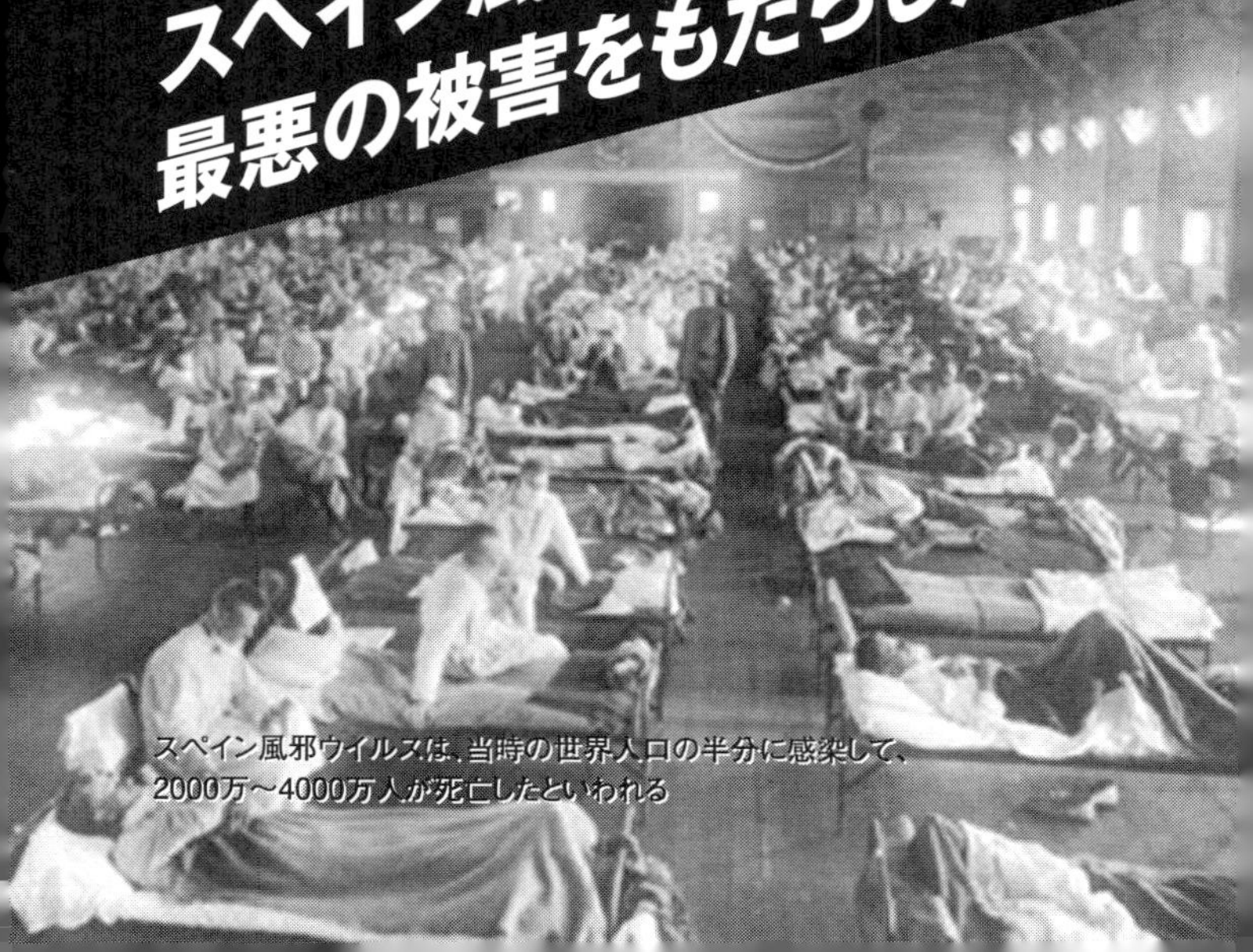

スペイン風邪ウイルスは、当時の世界人口の半分に感染して、2000万～4000万人が死亡したといわれる

いまから約九〇年前、史上最悪ともいえる疫病が世界を恐怖に陥れた。一九一八年に全世界で大流行したインフルエンザ「スペイン風邪」である（写真）。「風邪」という名前が付いているものの、その伝播力や症状は、私たちが知っている「単なる風邪」とはまったく違う。発症してから悪化するまでの時間はきわめて短く、病原性も強い。当時の記録は、その凄まじいまでの伝播力と病原性を窺わせる逸話に事欠かない。

〈ケープ・タウンで、輸送軍団の運転手をしていたチャールス・ルイスは、休暇で、五キロメートル離れた海岸の両親の家へ行くために電車に乗ったが、その電車の車掌は、発車の合図をしようとして、プラットフォームに立ったとき、倒れて、そのまま死んでしまった。それでも、ルイス自身が発車係を務めて、電車は動き出したが、何分も経たないうちに、次々に乗客が倒れて死んでいった。そのため電車は、まだ生暖かい死体を市の馬車に渡すために五回も止まらなければならなかった。しかも、海岸までの道のりの四分の三まで行ったところで、運転手も前に崩れるように倒れて死んでしまい、結局、ルイスは、まだ生きていることを感謝して、家まで歩いたのである〉（『インフルエンザ・ウイルス　スペインの貴婦人』リチャード・コリヤー著、清流出版）。

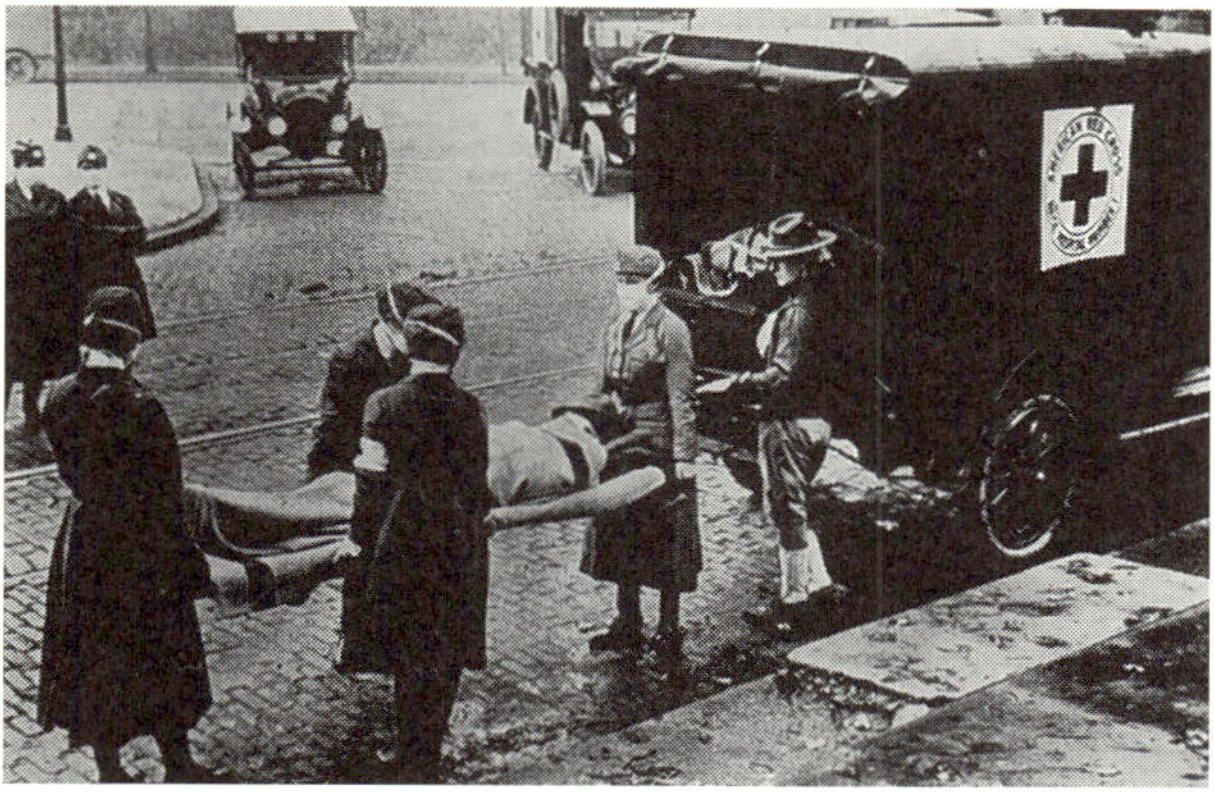

**写真　1918年に世界各地で猛威をふるったスペイン風邪。当時の世界人口の約半分が感染して、2000万〜4000万人が死亡したといわれる**

スペイン風邪にかかると、四〇度近い高熱が出て、重度の肺炎、肺水腫を起こす。そして発症してから数日足らずで呼吸困難に陥り、死んでいく。伝播力はきわめて強力で、患者を看病する家族、医師も次々に倒れ、瞬く間に患者数が増えていった。

スペイン風邪の原発地は諸説ある。発生当時が第一次世界大戦の最中だったこともあり、アメリカを始めとする参戦国はこの情報を隠蔽した。そして、大流行からようやく数ヵ月経って、非参戦国だったスペインで初めて流行が伝えられたことから、その名が世界に広まった。

スペイン風邪ウイルスは、第一次世界大戦に参戦した兵士が戦場を転戦する過程で世界に広がったといわれる。一九一八年初春、アメリカの兵舎で発生が確認されたインフルエンザは、四月にはフランス戦線に広がり、四月末にスペイン、六月にはイギリスにも拡大したという。ほぼこれと同時期に中国や日本本土でも発生が確認された。文字通り、インフルエンザウイルスは世界を駆けめぐったのである。

一九一八〜一九一九年のわずか二年間で、スペイン風邪の死亡者数は、第一次世界大戦による死亡者数（戦死者九〇〇万人、非戦闘員死者一〇〇〇万人）を上回る二〇〇〇万〜四〇〇〇万人に達した。一説には、これも控え目な数字であり、五〇〇〇万人以上が死亡したという試算もある。日本でも当時の人口の約半分がこの病気にかかり、三八万人が亡くなった（四八万人という説もある）。短期間でこれだけの死者を出した感染症は過去に例がなく、中世の黒死病（ペスト）をしのぐ、まさに人類史上最悪の疫病となったのである。なぜ、スペイン風邪は、このような被害をもたらしたのだろうか。

## スペイン風邪ウイルスの復元

発生当時の状況を知る関係者がほとんどいなくなり、「歴史」となりつつあるスペイン風邪が再び脚光を浴びたのは、一九九〇年代半ばになってからだ。アメリカ陸軍病理学研究所のジェフリー・タウベンバーガーらは、スペイン風邪で亡くなった遺体の病理組織からスペイン風邪ウイルスのRNAを増幅して、その塩基配列を決定する試みを続けていた。スペイン風邪ウイルスを分析しようとする試みは、一九五〇年代から続けられてきたが、すべて失敗に終わってきた。

タウベンバーガーらは、古い組織サンプルからDNAやRNAを再生できる技術を駆使してデータを蓄積してきたが、保存されたサンプルの状態がよくなく、作業は難航した。しかし一九九七年八月、アラスカの永久凍土に埋葬された、スペイン風邪で亡くなった四人の遺体が発掘され、そのうちの一人の肺から、かなり保存状態のよいRNAが発見された。そして二〇〇五年、彼らは、スペイン風邪ウイルスの全塩基配列を解読することに成功したのである。これによって、スペイン風邪ウイルスを分子生物学的なアプローチで研究することが初めて可能になった。

意外に思われるかもしれないが、この時点まで、スペイン風邪ウイルスを研究しようにも、肝心のウイルスが存在しなかった。パンデミックが起きた一九一八年当時は、インフルエンザウイルスを分離する技術は未確立だった。そのため、流行当時のスペイン風邪ウイルスの病原体は分離できず、保存されることもなかったからだ。

タウベンバーガーらが決定したゲノム配列は、これまで謎に包まれてきたスペイン風邪を解明する絶好の材料となった。しかし、越えなければならないハードルがあった。

スペイン風邪ウイルスの特性を明らかにするためには、決定したゲノム配列をもとに、ウイルスそのものを復元する必要がある。しかし、ウイルスは、真核生物に比べて単純な作りをしているとはいえ、配列情報だけで個体を復元することは簡単ではない。アデノウイルスなどのDNAウイルス（ウイルス核酸がDNAのウイルス）の場合、そのDNAを培養細胞に導入することで、比較的簡単にウイルスを人工合成することができていた。また、RNAウイルスでも、ポリオウイルスなどは、ウイルスのRNAを細胞に導入することにより、ウイルスを人工合成（リバース・ジェネティックス）できることがわかっていた。なぜなら、ポリオウイルスの持つRNAは、プラス鎖RNAと呼ばれ、そこから必要なタンパク質を翻訳できるからである。

しかし、インフルエンザウイルスの場合、RNAをそのまま培養細胞に導入してもウイルスを人工合成することは不可能だ。インフルエンザウイルスのRNAは、マイナス鎖RNA（mRNAに相補）であるため、いったんプラス鎖RNAに変換しなければならないからだ。しかも、インフルエンザウイルスのゲノムは八本のRNA分節に分割されて保存されており、その人工合成は困難であると、誰もが思っていた。

## インフルエンザウイルスのリバース・ジェネティックスの成功

当時、ウイスコンシン大学に所属していた私（河岡）の研究室のメンバーはこの試みに取り組んだ。インフルエンザウイルスの粒子は、八種類のRNA分節と九種類のタンパク質の部品から構成される。ウイルスを人工的に合成するには、これらの部品を、培養細胞の内部で合成しなければならない。

遺伝子組換え実験では、プラスミドを利用するのが一般的だ。プラスミドは細菌から細菌へと伝達される小さな環状のDNAで、染色体とは別に独立して複製される。細菌は、細胞分裂によって染色体を複製するため、子は親とすべて同じ遺伝情報を持つクローンとなる。しかし、細菌は、染色体とは別にそれぞれ異なるプラスミドを持っており、これを細菌どうしで交換することによって、親にはない形質を相互に伝達する。たとえば、細菌が抗生物質に対する薬剤耐性を獲得するのも、プラスミドの交換を通じて行われる。

遺伝子組換え実験では、このプラスミドを、遺伝子の運搬役（ベクター）として利用する。制限酵素とDNAリガーゼを用いて、遺伝子を切り貼りして、目的とする遺伝子を含むDNAをプラスミドに挿入し、これを細胞の中に放り込むのである。すると、細胞は、プラスミドの中に組み込まれた遺伝子配列に基づいて、タンパク質や核酸を合成するようになる。

インフルエンザウイルスの遺伝物質はRNAであるため、これをそのままプラスミドに入れることはできない。そこで逆転写酵素を用いてRNAをDNAに変換してからプラスミドに挿入する。人工合成も、このプラスミドを用いれば、原理的には可能なはずだった。

しかし、通常の遺伝子組換え実験で培養細胞に導入するプラスミドは通常一つである。それまでに成功していた水泡性口炎ウイルスのリバース・ジェネティックスでも、一度に導入するプラスミドの種類は四つであった。それをインフルエンザウイルスでは、一度に一七種類（八本のRNA分節とインフルエンザウイルスを構成する九種類のタンパク質をコードするDNA）を導入しなければならない（その後の改良によって、一度に導入するプラスミドは一二種類でもできるようになった）。当時は、一度にこんなに多くの種類のプラスミドが細胞内に入るとは、誰も考えていなかった。

幸い、私たちの研究室には、インフルエンザウイルスのRNAを、培養細胞内で合成させる手法を開発したドイツ人の女性研究者がいた。「一種類ならば、ウイルスのRNAを細胞の中で作るのもさして難しくない」という彼女の実験データに基づき、研究室のメンバーは手分けをして必要なプラスミドを作製し、無謀にも、一七種類すべてのプラスミドを培養細胞に放り込んでみた（図6－1）。そして、培養細胞の上澄み液を、別の培養細胞にかけて五日経過したところ、細胞が死にはじめたのだ！　培養細胞には十分な栄養と成分が補給されており、ウイルス感染が起きない限り、こんなことは起きるはずがない。

あまりに見事な結果が出たため、私たちは、インフルエンザウイルスが誤って混入し、培養細胞に感染したのではないかと疑った。しかし、何度実験を繰り返しても、実験結果は変わらない。私たちは、たった一回の挑戦で、インフルエンザウイルスのリバース・ジェネティックス法

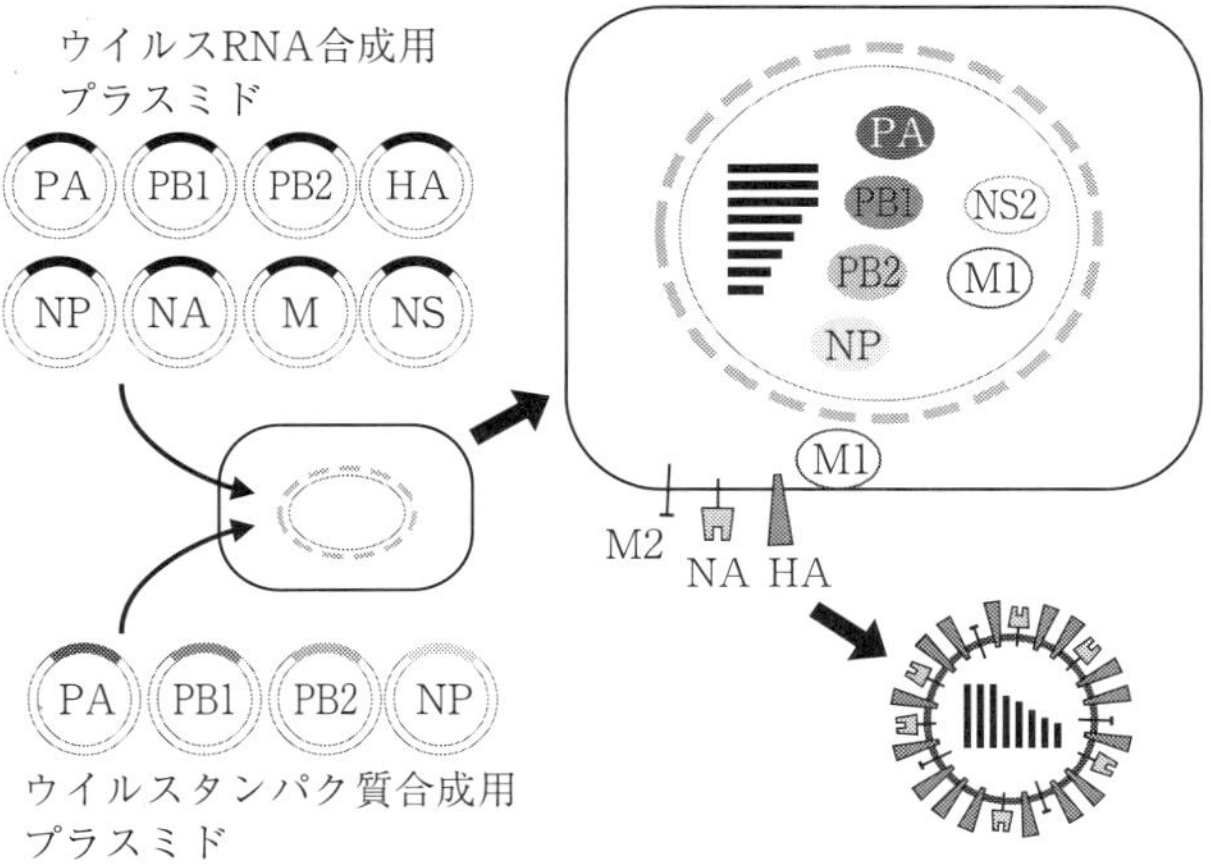


**図6-1　インフルエンザウイルスのリバース・ジェネティックス法の概要**

1999年に開発したインフルエンザウイルスのRNAの塩基配列を元にウイルスを作り出す技術。A型インフルエンザウイルスは、8本のRNA分節と9個のタンパク質によって構成される。この構成要素を、細胞内で合成させて、1個の完全なインフルエンザウイルスを作り上げる。具体的なプロセスは以下の通り。

① 8本のRNAの塩基配列をもとに、これに相補的な8個のDNAを作製して、プラスミドの中に挿入する

② ウイルスRNAの合成に必要なRNAポリメラーゼを構成する3種類のタンパク質とRNA結合タンパク質（NP）をコードするDNAを作製し、①と同じ要領でプラスミドに挿入する。残り6種類のタンパク質はRNA分節から複製されるので、プラスミドを挿入する必要はない

③ ①と②の合計12種類のプラスミドを細胞内に導入する

④ 宿主の細胞内で、8本のRNA分節と9個のタンパク質が合成されて、インフルエンザウイルスが誕生する

を開発してしまったのである。

リバース・ジェネティックスの手法は、インフルエンザ研究に大きな変革をもたらしつつある。この技術を使えば、研究者の意図するとおりのウイルスを自由に合成できる。実際に流行しているインフルエンザウイルスの遺伝子を、実験用のウイルスに組み込んで合成したり、たとえば病原性を弱めたウイルスも合成できる。実験室環境で、さまざまな仮説に基づくウイルスを作り出し、その働きを実際にみることで、病原性や伝播力のメカニズムの解明が一気に進んだ。

詳しくは第7章で後述するが、現在、世界各地で進められているH5N1亜型鳥インフルエンザワクチンの開発も、リバース・ジェネティックスを駆使して進められている。

## スペイン風邪ウイルスを復活させる意義

話をスペイン風邪ウイルスの人工合成実験に戻そう。その後、東京大学医科学研究所に移った私（河岡）は、二〇〇七年から二〇〇八年にかけて、カナダのBSL4施設を利用して、リバース・ジェネティックスの手法を用い、スペイン風邪ウイルスを人工合成する実験を行った。

読者の中には、「二〇〇〇万人以上の犠牲者を出した危険なウイルスを復元する必然性がどこにあるのか」と危惧される方もあろう。確かに、人工合成したスペイン風邪ウイルスが過失や事故によって外部に流出したり、テロリストなどに生物兵器として悪用されるリスクは当然考えておかねばならない。しかし、こうしたリスクは現実的には低い。わざわざスペイン風邪ウイルスを人工合成などしなくとも、エボラウイルスなどはるかに病原性の強い病原体が自然界にすでに存在する。また、一度感染が始まれば、インフルエンザウイルスは世界中に伝播する。特定の国や集団だけが利益を受けるようにコントロールできる対象ではない。

むしろ、人工合成したスペイン風邪ウイルスを用いて基礎研究を進めることによる恩恵のほうがはるかに大きい。スペイン風邪ウイルスは、季節性のソ連型ウイルスや、現在、世界各地で感染拡大している新型インフルエンザウイルスと同じH1N1亜型である。季節性のソ連型ウイルスの致死率は〇・一％以下、新型インフルエンザの二〇〇九年九月時点の致死率は〇・四〜〇・五％程度といわれている。

この亜型のウイルスは局所感染しか起こさないため、本来であれば病原性は強くはないはずだ。にもかかわらず、スペイン風邪は約二〇〇〇万〜四〇〇〇万人の死者を出し、致死率は二〜二・五％に達した。季節性のウイルスでは、罹患者の一〇〇〇人に一人が亡くなるかどうか、というところ、スペイン風邪ウイルスでは、罹患者の五〇人に一人が死亡したのである。この致死率の高さは驚くべき値である。これは、長い間ウイルス学者たちにとって謎であった。

スペイン風邪ウイルスを人工合成し、病原性を左右する要因が遺伝子レベルで解明されれば、インフルエンザウイルスの高病原性化のメカニズムの解明に一歩近づくことができる。

熟練した技術者が「バイオセーフティーレベル4」(BSL4)の実験室で操作すれば、過失によってウイルスが外部に流出するリスクはまずない。BSL4は、物理封じ込めレベル4(P4)とも呼ばれ、ウイルスが外部に流出することのないよう最も厳重な管理が行われる実験室である。エボラやラッサ熱などの致死性の危険なウイルスのほか、未知のウイルスは、危険の程度が確認できるまで、BSL4で扱うのが原則とされる。

BSL4施設に入る際は、研究者は裸になり、宇宙服のような防護スーツ(写真)とブーツを着用する。スーツには空気を送るチューブが取り付けられており、実験室内の空気を研究者が吸い込む危険はない。実験を行う部屋は、ウイルスが拡散しないよう減圧されており、実験室から出る空気も超高性能フィルターを通す仕組みになっている。実験器具にも細心の注意が払われ、ガラス製品は破損してスーツを傷つける危険があるため、プラスチック製品が用いられる。同様な理由で、針やナイフも極力使わない。実験に必要なプロトコールやデータは、事前にファクシミリを送信するか、電子メールを送り、実験室から紙は持ち出さないという気の配りようだ。アトランタにあるCDC(アメリカ疾病管理予防センター)のBSL4施設は、住宅街のど真ん中にある。研究者たちはその安全性に絶対の信頼を寄せているのだ。

日本国内にも、いくつかBSL4施設があるが、残念なことに住民の反対などで利用できる施

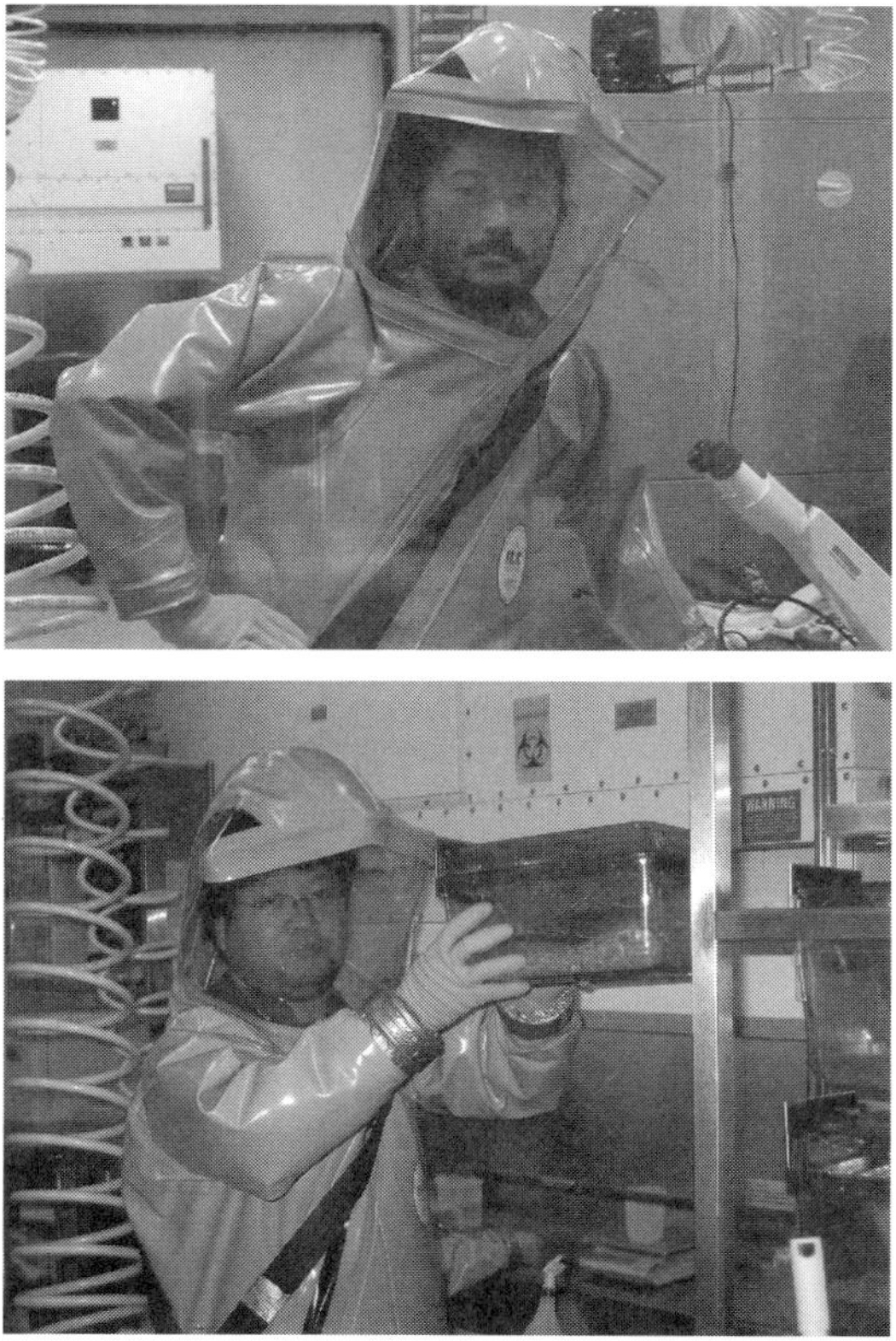

**写真**

P4実験室では、宇宙服のような防護スーツの着用を義務づけられる。写真上は、北海道大学人獣共通感染症リサーチセンター教授の高田礼人氏（撮影当時は、東京大学医科学研究所助手）。写真下はアメリカ国立衛生研究所（NIH）国立アレルギー・感染症研究所のStaff Scientistの海老原秀喜氏（撮影当時は、東京大学医科学研究所特任助教）。撮影場所は、カナダのCanadian Science Centre for Human and Animal Health

設は一つもない。やむを得ず、私たちは長年共同研究をしているカナダの研究者、ハインツ・フェルトマンらの協力を得て、カナダのBSL4施設（Canadian Science Centre for Human and Animal Health）で、スペイン風邪ウイルスの人工合成実験を行った。実験は首尾よく成功し、アラスカの永久凍土の中に眠っていたスペイン風邪ウイルスが、九〇年の歳月を経て、再び「生きたウイルス」となって復活した。

## 予想をしのぐスペイン風邪ウイルスの病原性

スペイン風邪ウイルスの人工合成に成功した私たちは、次に、このウイルスを、ヒトと生物学的に近い関係にあるカニクイザルに感染させて、感染後の経過を観察する実験を行った（図6－2）。

実験では合計で一〇頭のカニクイザルを用意し、うち七頭のサルの鼻や気道に、人工合成した一九一八年のスペイン風邪ウイルスを入れて感染させた。対照実験として残りの三頭に、二〇〇二年に流行した季節性インフルエンザウイルスを、同様なやり方で感染させた。

結果は、スペイン風邪ウイルスの〝獰猛さ〟を見せつけるものとなった。感染三日目、季節性インフルエンザウイルスに感染した三頭のサルは依然として食欲旺盛であったのに対して、スペ

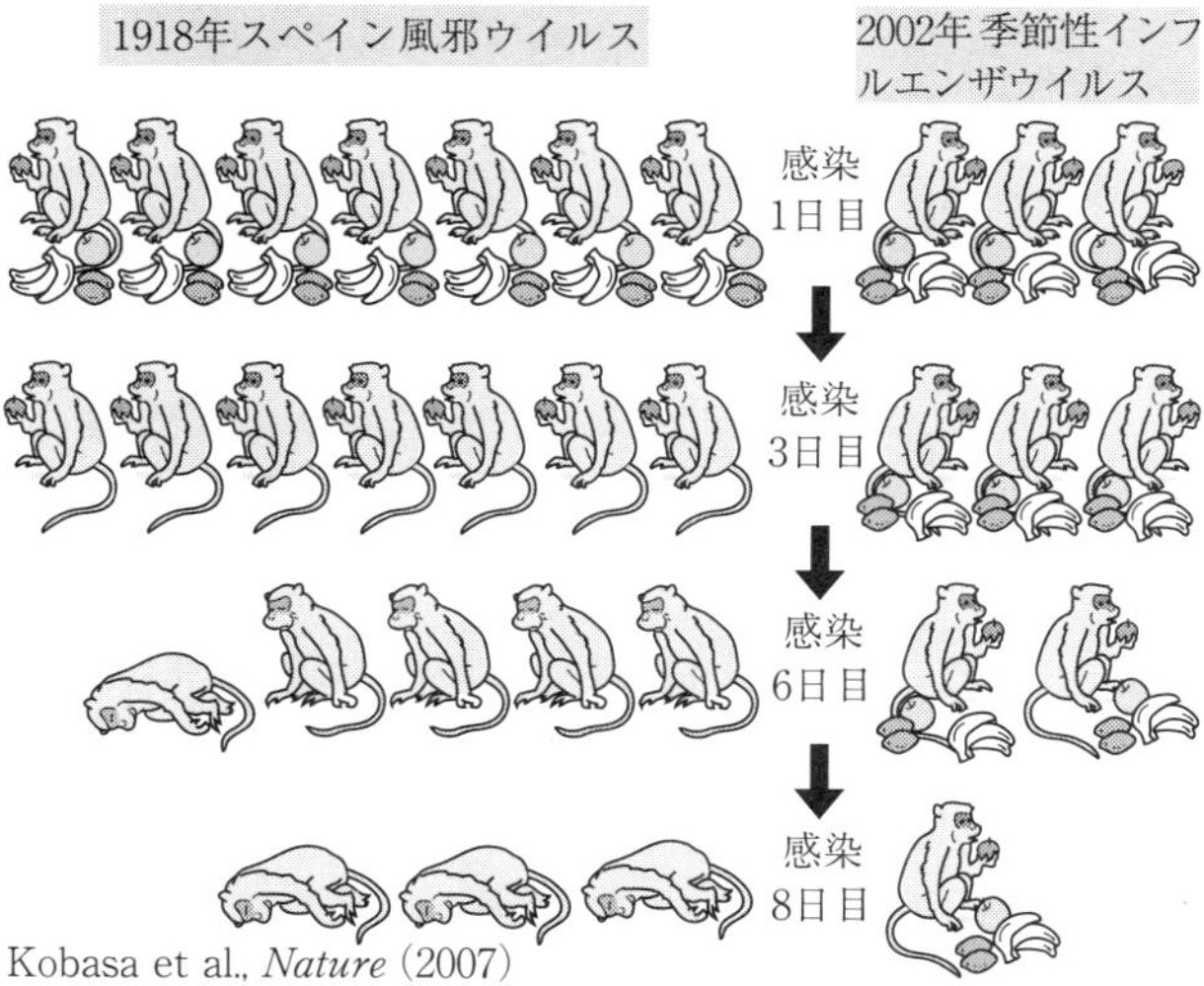


**図6-2　カニクイザルを用いて行ったスペイン風邪の実験**
人工合成したスペイン風邪ウイルスを7頭に感染させて、その後の経過を観察した。対照実験として、3頭に2002年に流行した季節性ヒトインフルエンザウイルスを感染させた

イン風邪ウイルスに感染したサルでは、七頭すべてが食欲不振に陥った。二頭のサルを、ウイルス増殖および病理学的検索を行うために安楽死させ、残りの五頭を引き続き観察した。感染六日目には「スペイン風邪感染グループ」のサル五頭のすべてがまったく食欲がなくなり、エサを与えてもほとんど口をつけなくなった。そのうちの一頭は重度の肺炎になり、肺胞に大量の水分がたまり、ほとんど呼吸ができなくなったため、安楽死させざるを得なかった。

食欲がまったくなくなった残りのサル四頭のうち、一頭は病理解

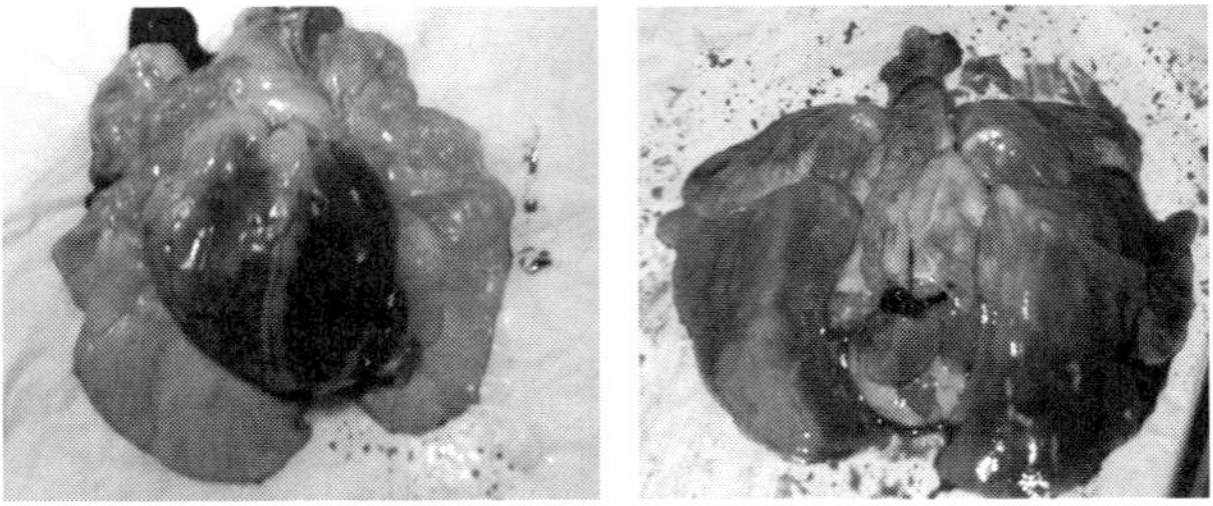

図6-3　季節性インフルエンザウイルス（2002年）に感染したカニクイザルの肺と心臓（写真左）と人工合成したスペイン風邪ウイルス（1918年）に感染したカニクイザルの肺と心臓（写真右）

剖を行い、残り三頭については経過を観察した。そして、感染八日目になると、「スペイン風邪感染グループ」の残り三頭すべてが重篤な症状に陥り、すべてのサルに安楽死の処置を施した。当初、私たちは、経過観察を二一日間行う予定だったが、当初の予定を一三日間繰り上げて終了することになった。ちなみに対照実験として、二〇〇二年の季節性インフルエンザウイルスを感染させたサルは、最後まで食欲が落ちることすらなかった。

## 病理解剖で裏付けられたスペイン風邪ウイルスの怖ろしさ

スペイン風邪の再現実験で用いたサルの病理解剖を行ったところ、興味深い事実がいくつも明らかになった。図6－3左側は、二〇〇二年の季節性インフルエンザウイルスに感染したサルの肺と心臓で、右側は、スペイン風邪ウイルスに感染したサルの肺と心臓である。左はきれいなピンク色をして

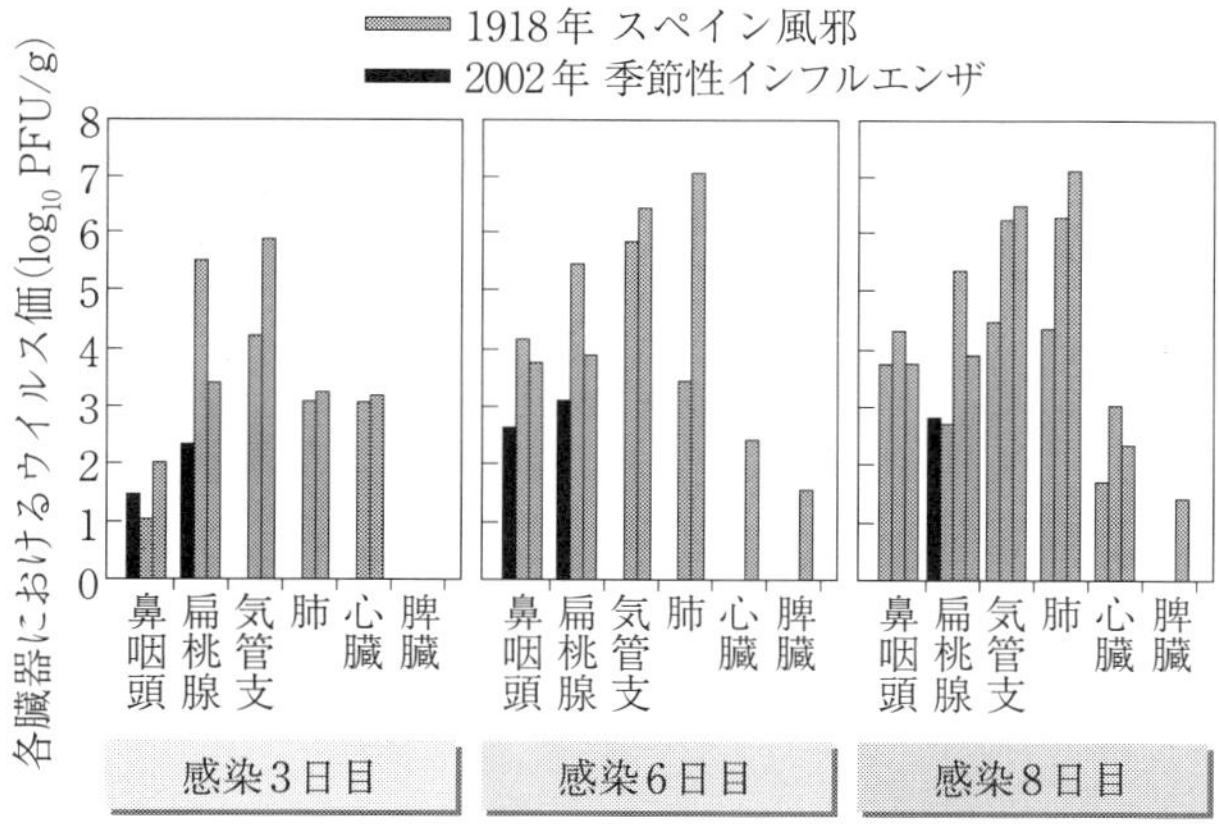


**図6-4　病理解剖したカニクイザルの臓器から検出したウイルス価**
Kobasa et al., *Nature* (2007)

人工合成したスペイン風邪ウイルスに感染させたカニクイザルと2002年に流行していた季節性インフルエンザウイルスに感染させたカニクイザルを、感染3日目、感染6日目、感染8日目に病理解剖して各臓器から検出されたウイルス価を調べた。いずれの臓器でも、スペイン風邪ウイルス感染サルのほうが圧倒的にウイルス量が多いことがわかる

組織も正常なのに対して、右は六〇～八〇％の領域が肺炎を起こしている。短時間に肺でウイルスが増殖を起こした結果、組織が破壊されていた。高病原性鳥インフルエンザで死んだ鳥を解剖すると、これによく似た病変を見ることができる。

次に、さまざまな臓器中のウイルス量を測定し、スペイン風邪ウイルスがどのように増殖したかを調べた。図6－4のグラフは、二〇〇二年の季節性インフルエンザウイルスに感染したサルと一九一八年スペイン風邪ウイルスに感染したサルの臓器で確認されたウイ

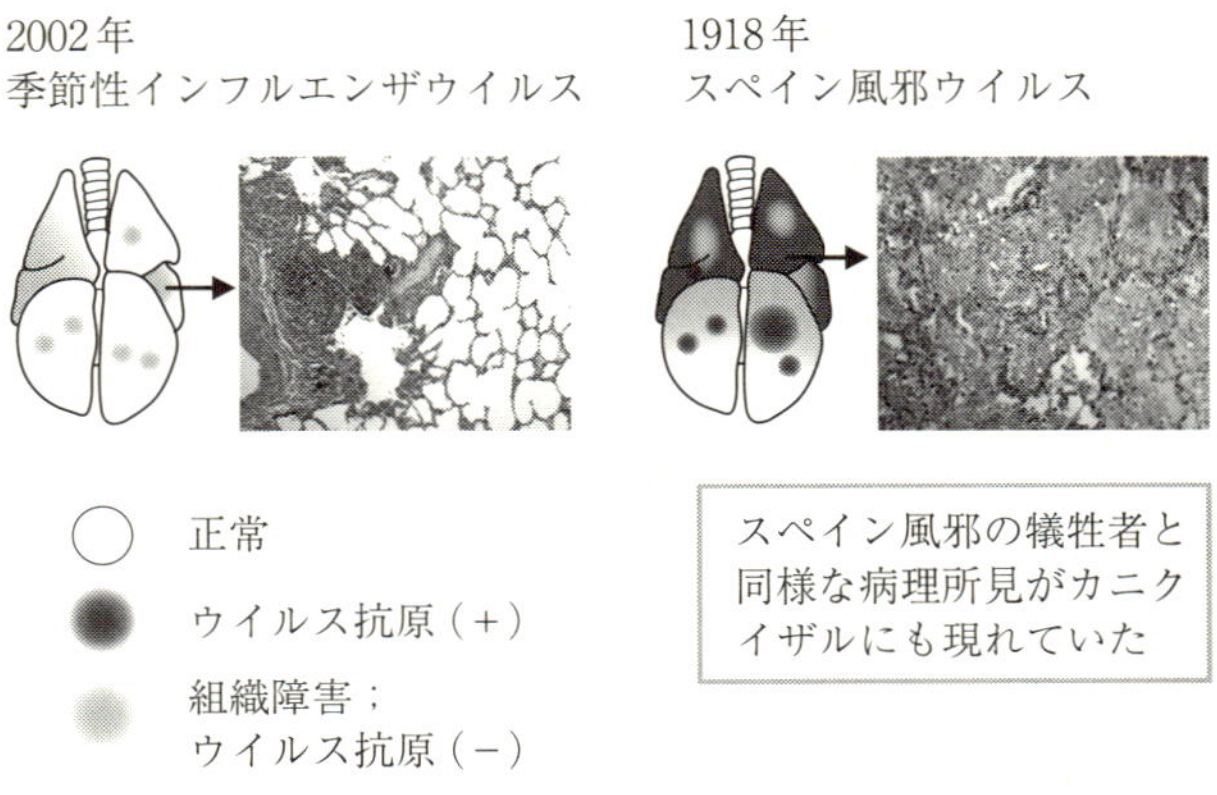


Kobasa et al., *Nature* (2007)

**図6-5　スペイン風邪ウイルスと季節性インフルエンザウイルスに感染したカニクイザルの感染8日目の病理所見**

図の黒いところがウイルスがたまっている部分で、灰色が組織障害を起こしている部分、白色が正常な部分を表す。季節性インフルエンザウイルスに感染したカニクイザルではウイルスがほとんど残っておらず、組織障害を起こしている部位も限定的だが、スペイン風邪ウイルスに感染したカニクイザルでは、ウイルスが肺の全体に広がっており、組織障害もいたるところで生じている

ルス量の推移である。縦軸は、各臓器で確認されたウイルス量、横軸は臓器名を指している。グラフをご覧いただければ一目瞭然だが、スペイン風邪ウイルス価（ウイルスの量）は、感染直後から、気管支や肺などの呼吸器で急激に増加し、その後も引き続き増え続けていることが読み取れる。

　スペイン風邪ウイルスは、組織に深刻なダメージを与える。図6－5は、感染八日目に、ウイルスが存在していた場所と組織障害が生じていた領域を色で示したものだ。黒い部分がウイルスがたくさんいる場所で、灰色が組織障害を起こしている部分、白色が正常な部分を表す。二〇〇二年の季節性インフルエンザウイルスに感染したサルでは、感染八日目になると、一部に組織障害が残っていたものの、すでにウイルスは消えていた。これに対して、スペイン風邪では、依然としてウイルスが肺の全体に広がっており、組織障害もいたるところで生じていた。

写真は、新矢恭子神戸大学准教授（当時、鳥取大学准教授）が撮影した、ウイルスに感染したサルの肺胞の顕微鏡写真だが、二〇〇二年のウイルスを接種したサルでは肺胞の中が白く抜けており、空気の入った領域が見える。これに対して、スペイン風邪ウイルスを接種したサルでは、空気の代わりに血液の混じった浸出液が肺胞に充満し、白く抜けた部分がほとんど残っていない。肺胞は空気の通り道になるため、ここが浸出液で満たされてしまうと、十分な酸素の交換ができなくなる。感染後八日目のカニクイザルの肺の中には大量の水がたまり、ほとんど呼吸ができない「水死」寸前の状態にあった。

ここで説明した病理所見は、スペイン風邪で亡くなった患者の病理所見に酷似していた。

## なぜかくも病原性が強いのか

なぜスペイン風邪ウイルスは、肺や気道などの呼吸器の感染だけでこのように突出した病原性を持つのだろうか。この疑問を解決するためには、宿主側の遺伝子レベルでの、ウイルスの病原性発現機構の理解が必要になってくる。そこで、私たちのグループは、ワシントン大学のマイケル・ケイツのグループと共同で、病原性の発現にかかわる宿主遺伝子についての研究に取り組んだ。

最初に疑ったのが免疫機構の異常だ。ウイルスに感染しても、免疫機構さえ正常に機能していれば、ウイルスの増殖にある程度歯止めがかけられる。実際、流行を繰り返す季節性インフルエンザでは、生死にかかわるような重篤な症状には進行しない。しかし、スペイン風邪ウイルスに感染したサルでは、感染三日目にして、肺や気管支などの呼吸器でウイルスが爆発的に増殖し、手の施しようのない状態にまで悪化していた。ウイルス感染が原因で免疫機構が働かなくなり、ウイルスの増殖にブレーキがかからなくなってしまったと考えれば、こうした症状の説明がつく。

そこで、私たちは免疫や抗ウイルス作用にかかわるサイトカインと呼ばれるタンパク質群に注目した。サイトカインは、細胞から放出されて、免疫、抗腫瘍、抗ウイルス、細胞増殖や分化の調節作用を示すタンパク質の総称である。

免疫応答メカニズムの詳細を探るために、感染実験で用いたサルの気管支にある細胞を取り出し、どのような宿主遺伝子が働いているかを調べてみた。一九一八年のスペイン風邪ウイルスを接種したサルの細胞における遺伝子発現量を調べたところ、次のようなことがわかった。

①ウイルス増殖を阻止するインターフェロン（サイトカインの一種）を作る遺伝子グループが十分に働いていない。

②通常細菌に取り付いて殺菌する好中球（白血球の一種）が活発に働いていた。

①は、スペイン風邪ウイルスの感染によって、抗ウイルス反応が正常に機能しなくなり、歯止めの利かないウイルス増殖を引き起こしていることを示唆しており、②は、肺胞が埋まるほどの大量の炎症性細胞が存在しているという病理解析の結果を裏付けるものとなっている。これらの結果から、一九一八年のスペイン風邪ウイルスの病原性は、感染した個体における異常な免疫反応によってもたらされていると考えることができる。

専門的になるため、詳しい解説は省略するが、その後のウイスコンシン大学渡辺登喜子助教授との共同研究で、スペイン風邪ウイルスには病原性にかかわる四つの遺伝子があることがわかった。一般的な季節性インフルエンザウイルスは、鼻や喉など上部気道で増殖するが、スペイン風邪ウイルスは上部気道だけでなく、肺でも増殖できる。四つの遺伝子は、ウイルスが肺に取りついて増殖する際に重要な役割を果たしていることがわかった。

二〇〇九年にメキシコで発生した豚由来の新型インフルエンザは、同じH1N1亜型で、スペイン風邪ウイルスと同様に肺でよく増殖する。ただ、スペイン風邪と同様なメカニズムでそのような性質を示すのかどうかはわからない。

## 実験結果をパンデミック対策に活かす

今回の実験によって、これまで謎に包まれていたスペイン風邪ウイルスの病原性発現のメカニズムを解明する手がかりを得ることができた。こうした知見は、強い病原性を持つH5N1亜型鳥インフルエンザウイルスや、スペイン風邪と同じH1N1亜型である新型インフルエンザウイルスの病原性の研究にも役立つはずだ。

現時点（二〇〇九年九月）では、新型インフルエンザウイルス（A型、H1N1亜型）の病原性は、季節性インフルエンザウイルスよりも強いがスペイン風邪には程遠い。しかし、今後、変異を積み重ねていく過程で、スペイン風邪のように病原性が強くなる可能性は否定できない。

ところで、読者の中には、実際に起きたスペイン風邪では致死率が二〜二・五％程度だったのに対して、今回の感染実験でのカニクイザルでは、一〇〇％が致死状態になったことを疑問に思われる方もいるであろう。これはカニクイザルに感染させたウイルス量の違いによる。実験に使用できるカニクイザルは全部で一〇頭。スペイン風邪ウイルスを自然界で感染するのと同じ量で感染させたのでは、五〇頭のサルに感染させて、ようやくそのうちの一頭が死亡するほどの重篤な症状を示すのにすぎない。そこで実験では、通常よりも多くのウイルスを感染させている。

カニクイザルで確認された強い病原性は、自然界にはないような多くのウイルスに感染した結果であることは間違いないが、一方で同量の季節性インフルエンザウイルスに感染したサルでは、最後まで食欲すら落ちなかった。スペイン風邪ウイルスが、通常のウイルスよりも強い病原性を持つことは、このことからも明らかだろう。

ところで、H5N1亜型鳥インフルエンザウイルスのヒトでの致死率は六〇％に達している。この致死率はスペイン風邪の二〜二・五％と比べても突出して高い。しかも、病原体がウイルスであることすらわからなかった一九一八年当時と違って、現在は、ウイルス学も進歩し、タミフルなどの抗インフルエンザ薬も普及し、医療態勢も充実している。にもかかわらず、この高い致死率である。死亡した人の中には、先端医療が受けられる医療機関で抗インフルエンザ薬や抗生物質などの投薬治療を受けた例も含まれている。

二〇〇四年、ベトナムのホーチミン市で発生したＨ５Ｎ１亜型鳥インフルエンザの治療にあたったイギリス人医師はこう警告する。

「Ｈ５Ｎ１亜型ウイルスが流行している地域では医療のレベルが低いため死亡率が高いのではという意見もあるが、ロンドンで治療したとしても助かったのはこれまで治療した二十数人の患者の中で一人くらいだろう」。

ウイルス学者たちが、Ｈ５Ｎ１亜型鳥インフルエンザをことさら恐れるのも訳あってのことなのである。

# 第７章
# ワクチン接種で感染を予防できるか？

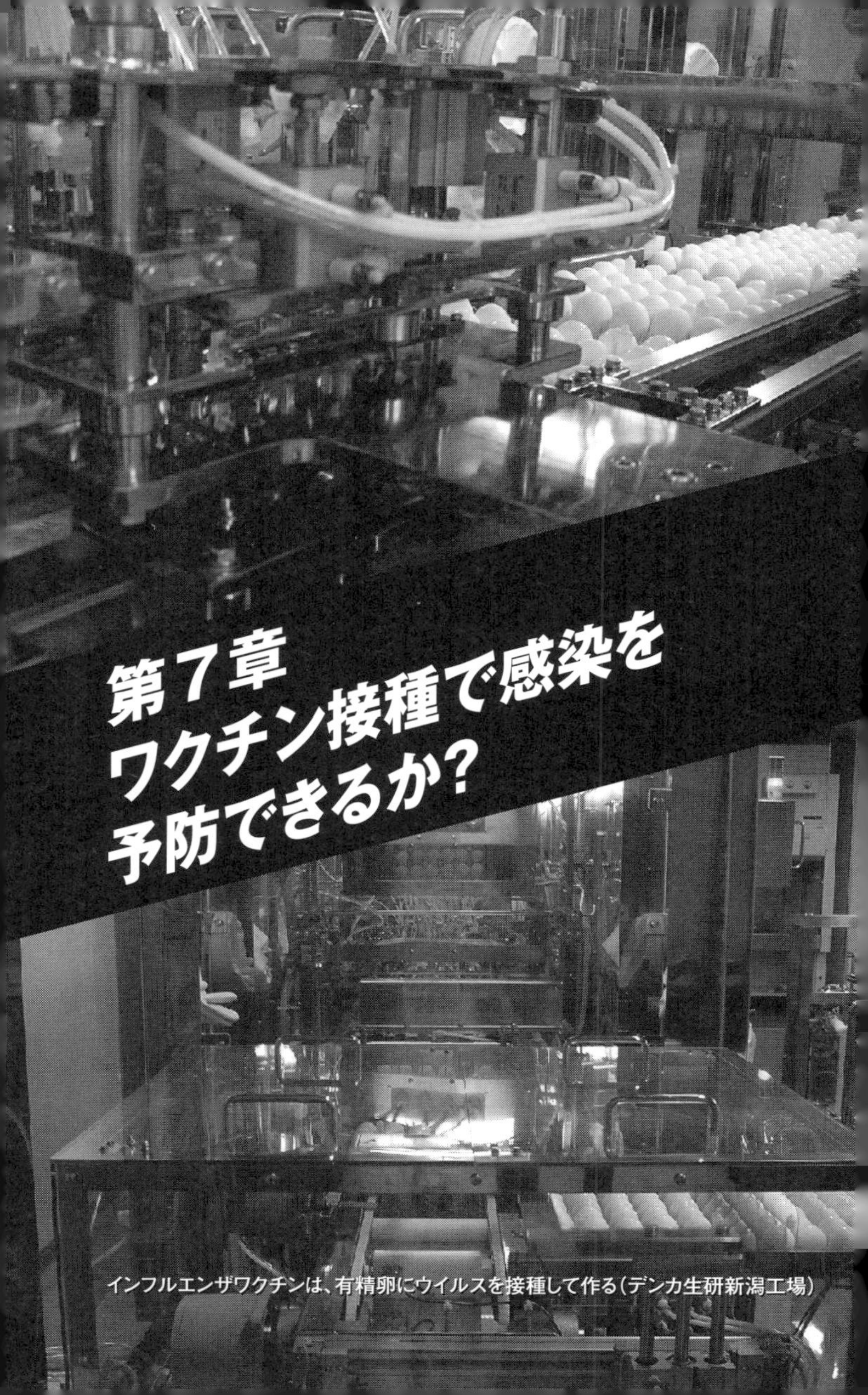

インフルエンザワクチンは、有精卵にウイルスを接種して作る（デンカ生研新潟工場）

ワクチンは人類が考案したウイルス感染症を予防する方法の中でも最も効果の高い手だてのひとつである。天然痘、ポリオなど、ワクチンのおかげで多くのウイルス感染症が克服された。インフルエンザについても、多くの国で予防接種が行われ、死亡者数を減らしている。

現在、パンデミックが起きている新型インフルエンザ（A型、H1N1亜型）対策でも、ワクチンの準備が進められている。一方で、将来のパンデミック発生が危惧されている高病原性のH5N1亜型鳥インフルエンザについても、ワクチンの製造・備蓄が進んでおり、すでに日本国内には、中国やベトナム、インドネシアなどで発生した三種類のH5N1亜型鳥インフルエンザ株をもとに作製したワクチン三〇〇〇万人分（各株ごとに一〇〇〇万人分）が備蓄されている。

パンデミック対策の柱として期待を集めるインフルエンザワクチンだが、実はさまざまな制約を抱えている。本章では、インフルエンザワクチンの抱えるさまざまな課題について考察してみたい。

## ワクチンとはなにか

本論に入る前に、ワクチンに関する基礎的な説明をしておきたい。ワクチンは、誰もが日常的に耳にする言葉だが、ワクチンは感染を予防するものと正確に説明できる人は少ない。それどころか、ワクチンを治療薬と誤解している人も少なくない。薬には、鎮痛薬や解熱薬のように、発症後に生じるさまざまな症状を抑えるものがあるが、ワクチンは感染後に投与する薬ではない（例外として狂犬病のワクチンのように感染後、接種しても効果を発揮するものもある）。

ワクチンには、毒性を弱めた病原体や、病原体の一部などを接種することで、生体に免疫を作らせ、感染を未然に防いだり、感染後の症状をやわらげたりする効果がある。一七九六年、イギリスの開業医エドワード・ジェンナーは、牛痘にかかった人が、天然痘にかからなくなることを発見、天然痘ワクチンを作り出すことに成功した。これが世界初のワクチンとなった。

この研究を引き継いだのが、フランス人の生化学者、ルイ・パスツールで、病原体を培養し、これを弱毒化し、健康な人に感染させる「ワクチン療法」を確立した。その後、ウイルス学の発展とともに、ワクチン製造の技術革新も進み、さまざまなタイプのワクチンが開発されるようになっている。現在使われているワクチンは、生ワクチンと不活化ワクチンに大別される。

①生ワクチン

パスツールら初期のウイルス学者たちが患者に投与したのが、生ワクチンである。病原性を弱めた、文字通り「生きた」病原体なので、生ワクチンを投与すると、患者の体内で軽度の感染が起きる。これによって免疫記憶が生まれ、長期にわたって同じ病原体の感染から免れることができる。

生ワクチン接種により強力な獲得免疫が得られるのは、液性免疫と細胞性免疫の二種類の免疫機構が働くためだ。病原体が体内に侵入すると、生体は病原体をターゲットとした抗体を血清中に産生する。抗体を産生するのはB細胞（Bリンパ球）である。B細胞が放出した抗体がくっつくことにより、病原体は自由を奪われ、伝播力を失う。これを「液性（体液性）免疫」という。病原体を覚えたB細胞の一部は「免疫記憶細胞」となる。体内から病原体を排除した後も、免疫記憶細胞はリンパ節に残り、次に同じ病原体が侵入してきたときに、すばやく抗体を産生するB細胞を作り出すことができる。麻疹（はしか）や風疹などに一度かかると二度と発症しないのは、この免疫記憶の働きによる。

さらに感染が進むと、ウイルスは宿主の細胞内に侵入する。しかし、B細胞は細胞の内部に潜り込んでしまったウイルスに対しては無力だ。そこで活躍するのが細胞傷害性T細胞（Tリンパ球）である。細胞内で産生されたウイルスタンパク質の一部は、細胞の表面にあるMHC（主要組織適合抗原）に提示され、生体内で「感染した細胞」として認識され、細胞傷害性T細胞により攻撃されるようになる。これを「細胞性免疫」という。細胞傷害性T細胞は、相手が自己の細胞であってもMHCに提示されたウイルスタンパク質の断片を目印にして、ウイルスに感染した細胞と正常な細胞を区別し、感染細胞に限定して攻撃、これを排除してくれる。B細胞と同様に、ウイルスタンパク質の一部（抗原）を覚えたT細胞の一部は「免疫記憶細胞」になる。このように細胞性免疫と液性免疫は密接に連携しており、双方が働くことにより、より高い免疫効果が得られる。

生ワクチンを接種すると、軽い感染が起きるため、液性免疫だけではなく、細胞性免疫が獲得できる。大人になるにつれて、インフルエンザウイルスに感染しにくくなるのは、何度か感染を繰り返すことによって、液性免疫と細胞性免疫が誘導、強化されるためだ。生ワクチンは、病原性の弱いウイルスに感染させることで、不快な症状を与えることなく、実際にウイルスに感染したのと同様の免疫効果を与えようとするものだ。

ただし、病原性が弱いとはいえ、接種するのは生きたウイルスである。免疫力が弱い人の場合、まれに副作用が出ることがある。また、免疫記憶細胞の働きにより、一度かかった型と同じウイルスには感染しにくくなるのだが、インフルエンザウイルスの場合は、第3章で述べたようにウイルス自身が抗原小変異（アンティジェニック・ドリフト）を起こすために、「記憶」が一定期間しか効果を持たない。

後述する不活化ワクチンに比べて予防効果の高いとされる生ワクチンだが、副作用の問題もあり、日本で認可されたものはない。しかし、アメリカでは、フルミストと呼ばれる生ワクチンが認可され、実際に予防接種に用いられている。

フルミストは、二種類のA型ウイルスと一種類のB型ウイルスが入った混合ワクチンで、使用されている種ウイルスは、偶然発見されたものだ。一般に、ヒトに感染するインフルエンザウイルスは、上部気道の体温と同じ三三度で活発に増殖する。これを二五度でも増えるように馴らしていったところ、たまたま病原性が弱い変異株が得られ、ワクチンへの応用が進んだ。この低病原性ウイルスをもとにHAとNAを流行株のものに変えて、ワクチン株とする。

フルミストは、小児では不活化ワクチンよりも予防効果が高いうえに、小型注入器を使って病原性を弱めたウイルスを鼻の孔に噴霧するので、注射器を使う皮下接種ワクチンのような痛みもないという長所がある。ただし、鼻水、発熱などの軽い副作用が確認されており、二歳以下の幼児と五〇歳以上の人については、適用対象除外である。

### ②不活化ワクチン

不活化ワクチンは、ホルムアルデヒドなどの化学薬品などで不活化させた（感染能力を失わせた）ウイルスや細菌、あるいはそのタンパク質の一部をもとに作製する。現在使用されている不活化インフルエンザワクチンは、ウイルスの構成要素をバラバラにしたスプリットタイプが主流だ。このタイプは副作用のリスクが少ない反面、ウイルス構造を壊さずに不活化した全粒子タイプに比べて効き目が悪いとされる。

不活化ワクチンは、ウイルスを構成するタンパク質などが含まれているものの、細胞に感染する能力は失われている。そのため、生きた病原体を感染させる生ワクチンに比べて、副作用が少ない。

ただし、不活化ワクチンには弱点がいくつかある。不活化ワクチンは、生きたウイルスではないために、感染は起こらない。当然、細胞内にウイルスが侵入することもないために、生ワクチンのような「細胞性免疫」を誘導しない。不活化ワクチンで誘導できるのは「液性免疫」だけだ。そのためウイルスが感染し、内部に潜り込んでしまった細胞に対しては無力だ。さらに、現行のインフルエンザワクチンは、不活化したウイルスの一部を皮下接種しているため、液性免疫により血中に抗体は作られるものの、インフルエンザウイルスの侵入口である鼻や喉の粘膜面に抗体が分泌されづらい。それゆえワクチンを接種していても、鼻や喉の粘膜に付着したウイルスに対しては高い効果が得られない。

また、不活化ワクチンでは免疫記憶が弱いため、免疫の持続期間が短く、毎年予防接種を受けなければならない。一度でも、インフルエンザに罹患したことがある人なら、不活化ワクチンを接種することにより免疫記憶細胞を刺激し、それなりの量の抗体を産生させることができるが（それでも、亜型の違うウイルスに対しては効果がない）、生まれてから一度もインフルエンザに感染したことのない幼児に関しては、免疫記憶もないために予防効果が非常に低くなってしまうのが問題だ。

予防効果だけをみれば、生ワクチンは不活化ワクチンに勝っている。しかし、日本では、フルミストは厚生労働省の認可を得られておらず、臨床現場では使用されていない。生ワクチンの普及が進まない背景には、副作用に対する根強い警戒感がある。非常にまれなケースであっても、ワクチン接種による副作用で死亡した事例が報告されると、メディアは、ワクチンの有害性を強調して、行政、製薬会社、医療機関を痛烈に批判する。そのため、有用性は理解していても、生ワクチンに及び腰になってしまう。

確かに、ワクチン接種によって、ごくまれに重篤な副作用が生じるのは事実で、被害に遭った方が、予防接種に批判的になるのは理解できる。しかし、体内に存在しない〝異物〟を健康な人間に接種して、免疫機構を人為的に発動させるのがワクチンである以上、「副作用がないワクチン」など、この世に存在しない。

もうひとつ、知っていただきたいのは、ワクチンの予防効果は一〇〇％確実ではないという点だ。「ワクチンを打つと、絶対にインフルエンザにかからない」と信じている人が多いが、これは明らかな誤解だ。天然痘ワクチンやポリオワクチンなど、高い予防効果を誇るワクチンもあるが、インフルエンザワクチンの予防効果はそれほどではない。インフルエンザワクチンは、シーズン前に流行するウイルスを予測したうえ、材料となる病原体を選んでブレンドする。そのため予測が外れると、体内には、対応する抗体が存在しないため、感染を予防できない。幸いにして、事前の予想が的中してウイルスのタイプが合致した場合でも、予防効果は七〇％程度に止まる。現在、主流の不活化ワクチンは、症状の重篤化は防ぐことができるが、感染を完全に防御できるわけではない。予防接種を受けたからといって感染リスクがゼロになるわけではない。誤解している方が多いのでくれぐれも注意していただきたい。

## 集団接種の是非

インフルエンザワクチンの予防接種では、国民にとって不利益をもたらす方針転換が過去になされた。次ページの図7－1をご覧いただきたい。これは、人口一〇〇〇人当たりのインフルエンザワクチンの消費量とインフルエンザと思われる疾患で亡くなった死亡者数の推移を、時系列

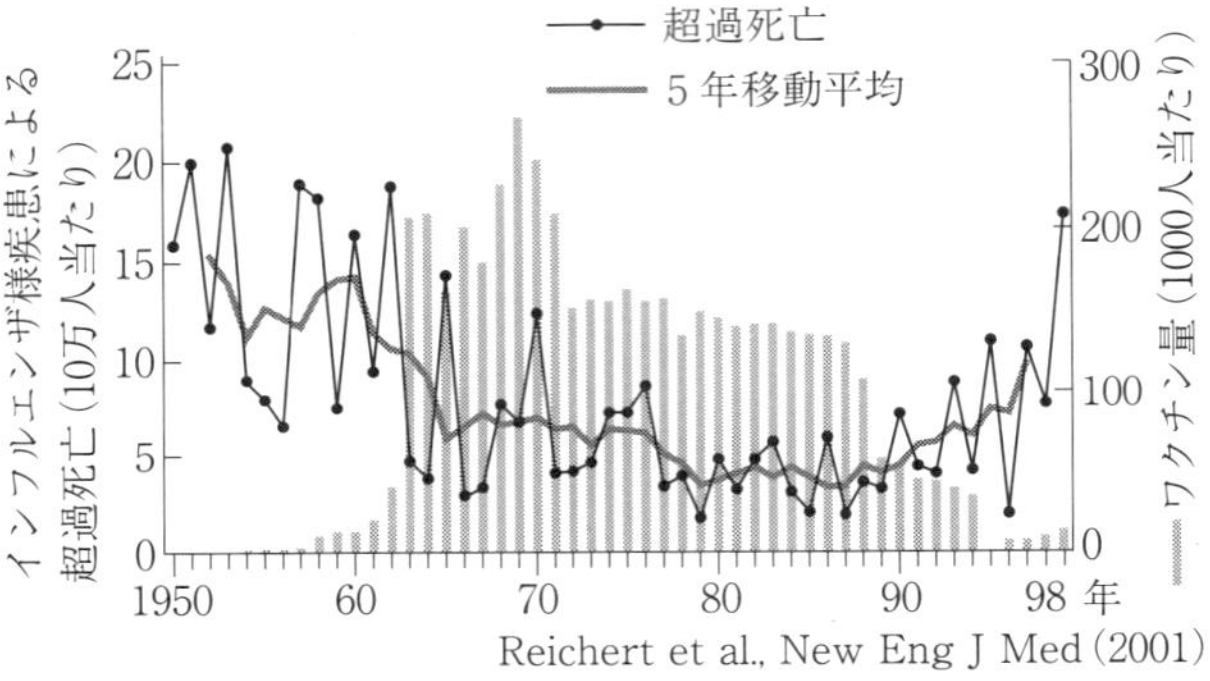


**図7-1　インフルエンザおよび肺炎による超過死亡数評価モデル**

で追ったものだ。

グラフに描かれている「超過死亡」とは、文字通り、平均的な死亡者数を超過した死亡者数である。こうした「超過死亡」は、年によって流行を起こすインフルエンザによってもたらされる。

一九七七年以降、日本で流行を繰り返しているインフルエンザウイルスはH3N2、H1N1亜型のA型ウイルス、B型ウイルスである。一般に、H3N2、H1N1、B型の順に勢力が強く、交互に流行を繰り返してきた。流行には一定のパターンがあるので、予防接種の予測が大きくずれることはない。そのため、予防接種すれば、こうした「超過死亡」は大幅に減らすことができる。

日本では、一九七六～一九八六年まで、小学校に通う学童に、インフルエンザワクチンの定期接種を行ってきた。グラフをみれば一目瞭然だが、学童に対する集団予防接種が積極的に行われていた一九六〇年代から一九八〇年代、

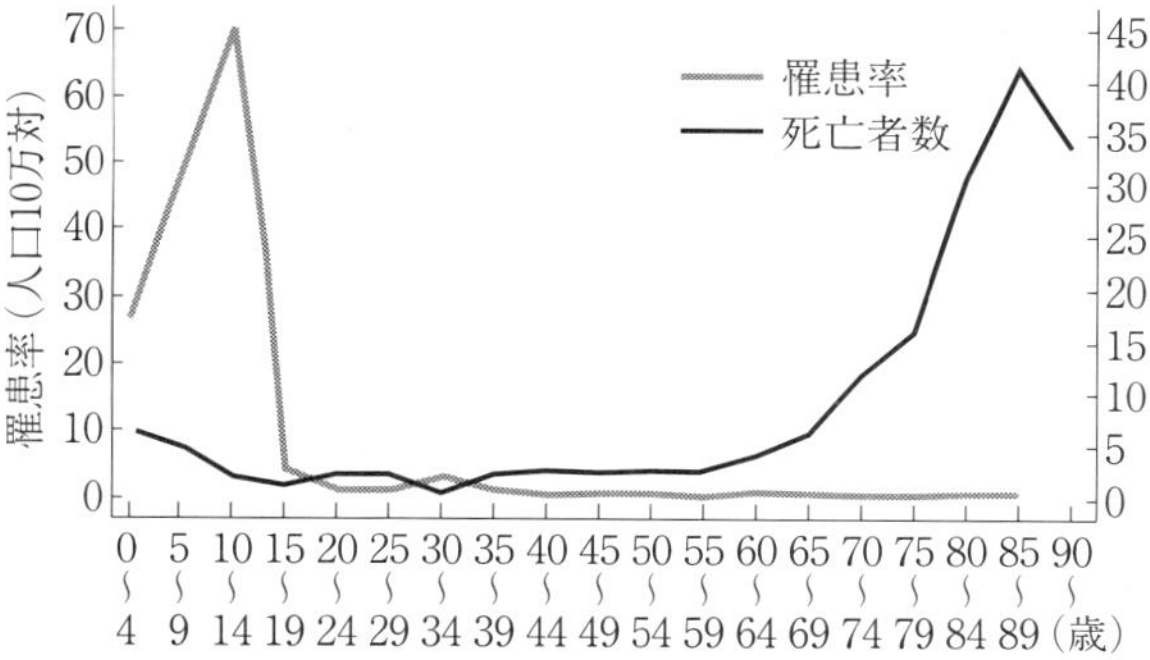


（厚生省伝染病統計および人口動態統計　厚生省統計情報部1996）

**図7-2　インフルエンザの罹患率と死亡者数（年齢別）**

インフルエンザによる死亡者数、超過死亡者数は減少傾向にあった。

しかし、一九八七年、定期接種が任意接種になると、ワクチンの接種量も激減、これと連動して、死亡者数、超過死亡者数とも増加した。学童を対象にした集団予防接種は、公衆衛生的にもきわめて重要な意味を持っていたのである。図7－2は、年齢別のインフルエンザの罹患率と死亡者数である。インフルエンザの罹患率は零歳〜一四歳が圧倒的に高く、一五歳以上になると急減する。中学生ぐらいまではインフルエンザにあまりかかっていないので、免疫が充分にできていないが、高校生ぐらいになると、流行を繰り返している主要なウイルスに感染して免疫ができているので、インフルエンザにかかりにくくなるのがひとつの理由である。他にも集団生活によるウイルス伝播のしやすさも原因かもしれない。

一方、年齢別の死亡者数を見ると、六五歳以上の高齢者の死亡者数が突出して多い。インフルエンザのかかりやすさ（罹患率）は、他の世代と変わらないが、体力や免疫力が低下しているため、感染すると重篤な症状に陥りやすいのだ。高齢者の場合は、免疫応答も鈍く、細菌などの病原体による二次感染が起こりやすい。その結果、肺炎などの重い呼吸器疾患になり、命を落とす人が多い。高齢者では、普通のインフルエンザが文字通り「命取り」になる。

学童におけるインフルエンザワクチンの集団接種は、社会全体におけるインフルエンザウイルスの総量を減らすことにより、高齢者をインフルエンザから守っていたと考えられる。社会におけるインフルエンザの感染者の大部分が、小学生や中学生などの子供たちであり、世の中に存在するウイルスの多くが彼らの体内で生まれる。学童のインフルエンザワクチンの集団接種は、まさに、このインフルエンザウイルスの供給量を減らすという効果があった。

しかし、世界に誇るべき感染症予防策で実績をあげていた日本は、自らその優れたシステムを放棄してしまう。学童のインフルエンザワクチンの集団接種は、予防効果が低いという見直し論が唱えられたのだ。

世論の高まりを受け、一九八七年に強制力のない勧奨接種に切り替えが行われた。一九九四年にはさらに予防接種法が改正され、学童に対するインフルエンザワクチンの集団接種は中止されてしまった。

予防接種が任意になったことで、インフルエンザワクチンを接種する子供は大幅に減少し、一次的にワクチンの年間製造量も激減した。その結果が、インフルエンザの流行とそれに伴う高齢者の感染死の急増だった。当時、老人ホームや病院での高齢者のインフルエンザの集団感染は深刻な社会問題となった。現在、臨床現場では、高齢者を対象としたインフルエンザワクチンの接種を行っている。

とはいえ、一度、任意に切り替えた学童への集団予防接種を再び義務化することは難しい。副作用を恐れる学童の保護者に、「高齢者のためにワクチンを接種してくれ」といっても理解が得られないだろう。充分な科学的な検証もなく集団予防接種が中止されたのは残念である。

皮肉なことに、アメリカなどの先進国では、日本で行われたインフルエンザワクチンの集団接種を、公衆衛生上の成功例として高く評価しており、近年若年層へのインフルエンザワクチンの集団接種を推奨している。日本が何十年も前に行っていたインフルエンザ対策だ。日本人のインフルエンザウイルスの研究者としては、なんとも歯痒い思いである。

## パンデミック対策としてのワクチンの限界

話が随分とわき道にそれた。パンデミック対策としてのワクチンの有効性について考えてみよう。現在（二〇〇九年）、国内で感染を拡大しつつある新型インフルエンザ（A型、H1N1亜型）向けのワクチン製造の準備が急ピッチで進んでいる。はたして、ワクチンでパンデミックを封じ込めることができるだろうか。

現在、製造の準備を進めているワクチンは、いままさに感染が拡大している新型インフルエンザウイルス株を元に作製するので、ワクチン株と流行株の抗原性はかなり一致しているはずだ。問題はワクチンを製造するスピードと供給量だ。インフルエンザワクチンは、ニワトリの有精卵にウイルスを接種し、培養されたものを不活化処理して製造する。国内の製造能力は年間五〇〇〇万人分程度といわれている。季節性インフルエンザ向けのワクチン製造は例年の八〇％分を生産した段階で終了し、現在は新型インフルエンザ向けのワクチン製造に切り替わっている。しかしながら現在の試算では、千数百万人分の新型インフルエンザワクチンしか供給することができない。ワクチン接種の優先順位を決定し、少ないワクチンを有効に使わなければならない。

## パンデミック前に製造・備蓄するワクチン

インフルエンザワクチンの製造には難しい問題がある。流行株に対する予想がズバリ当たれば、多くの人に免疫を与えることができる反面、外れれば多くの人の健康に影響する。

Ｈ５Ｎ１亜型高病原性鳥インフルエンザ予防対策の切り札とされるワクチンにも同様の問題が存在する。現在、日本で準備されているのは、過去にヒトに感染したＨ５Ｎ１亜型鳥インフルエンザウイルスを材料にした不活化ワクチンで、重症化を防ぐ効果が期待されている。

前述したように日本には、ベトナム、インドネシア、中国で発生した三種類のＨ５Ｎ１亜型鳥インフルエンザ株をもとに作製したワクチン三〇〇〇万人分（各株ごとに一〇〇〇万人分）が備蓄されている。

新型インフルエンザ（Ａ型、Ｈ１Ｎ１亜型）が発生する前の計画では、医療機関に勤務する医師や看護師などから六四〇〇人の希望者を募り、このワクチンを接種する予定であった。しかし想定外の新型インフルエンザウイルス（Ａ型、Ｈ１Ｎ１亜型）のパンデミックで、この計画はいま保留されている。

Ｈ５Ｎ１亜型鳥インフルエンザを対象にしたワクチンの備蓄に積極的なのは、日本のほかに、アメリカ・イギリス・フランス・スイスなどだ。スイスでは、全国民（七五〇〇万人）に接種できる量のワクチンをすでに備蓄済みで、医療従事者や養鶏業者などにワクチンを接種する計画がある。

当初、パンデミック対策の遅れが指摘されたアメリカだが、国を挙げたパンデミック対策を進めており、大量のＨ５Ｎ１亜型のワクチンと抗ウイルス薬を確保した。アメリカでは、こうした対策と並行して、パンデミックが発生して六ヵ月以内に全国民（三億人）分のワクチンを製造するための態勢を整えるとともに、免疫原性を高めるアジュバント（免疫増強剤）や新しいワクチンの開発を進めている。

カナダでは、H5N1亜型のワクチンの事前備蓄には消極的で、取りあえず、抗ウイルス薬で感染拡大を食い止めて、パンデミック発生後四ヵ月以内に、新型インフルエンザウイルスに対応したワクチンを製造し、国民全員に接種する戦略を持っている。

しかし、パンデミック発生後に、新型ワクチンを短い期間で製造し、国民にあまねく接種することは難しい。航空網が発達している現在、一度、パンデミックが発生すれば、感染は瞬く間に世界各地に広がる可能性が高い。実際、新型インフルエンザ（A型、H1N1亜型）はメキシコで発生し、二ヵ月で全世界に広まった。特に日本のように人口密度が高く、都市化が進んでいる国では、特定地域に新型ウイルスの感染を封じ込めることは不可能に近いことが、今回の新型インフルエンザのパンデミックで証明された。こうした状況では、最悪の場合、数ヵ月という短い期間で、数千万人規模の感染者が出る恐れがある。

H5N1亜型鳥インフルエンザ向けのワクチンの製造は技術的にも困難を伴う。通常のインフルエンザワクチンを製造する場合、ウイルスを発育中のニワトリの卵に感染させ、卵の内部でウイルスを増殖させ、それを材料にする（図7－3）。しかし、高病原性の鳥インフルエンザウイ

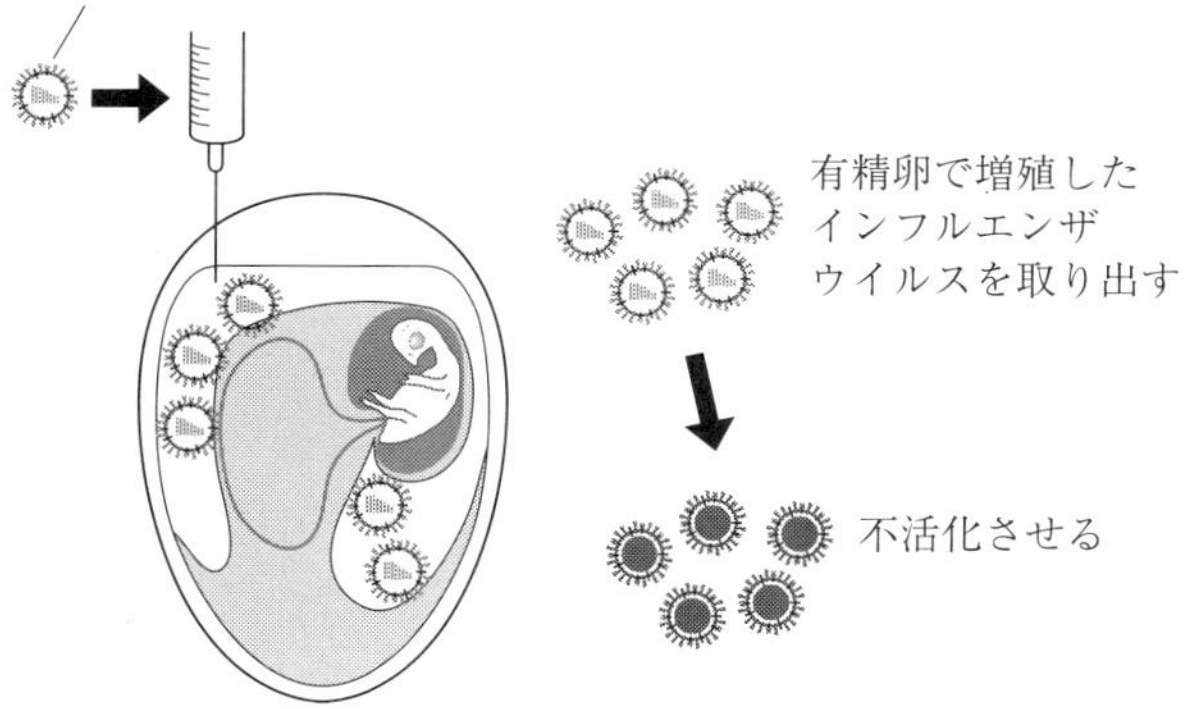


**図7-3　インフルエンザワクチンの作製方法**
ニワトリの有精卵にインフルエンザウイルスを注射して、増殖させる。そして、増殖したインフルエンザウイルスを取り出して不活化させる

ルスは病原性が強いため、発育鶏卵を殺してしまう。また、高病原性鳥インフルエンザウイルスは、ヒトに対しても、強い病原性を示すので、ワクチンを製造する技術者の安全も確保できない。そこで、H5N1亜型の高病原性鳥インフルエンザ向けのワクチンの製造では、前述したリバース・ジェネティックスの手法で、HAの強毒型配列を弱毒型に変えることによって、低病原性ウイルスを作り出し、これを有精卵に接種する手法が採られている（図7－4）。この方法がうまくいくことは、当時、セント・ジュード・チルドレンズ・リサーチ・ホスピタルに所属していた私（河岡）の研究室のポスドクだった堀本泰介（現東大医科研准教授）が一九九四年に証明した。

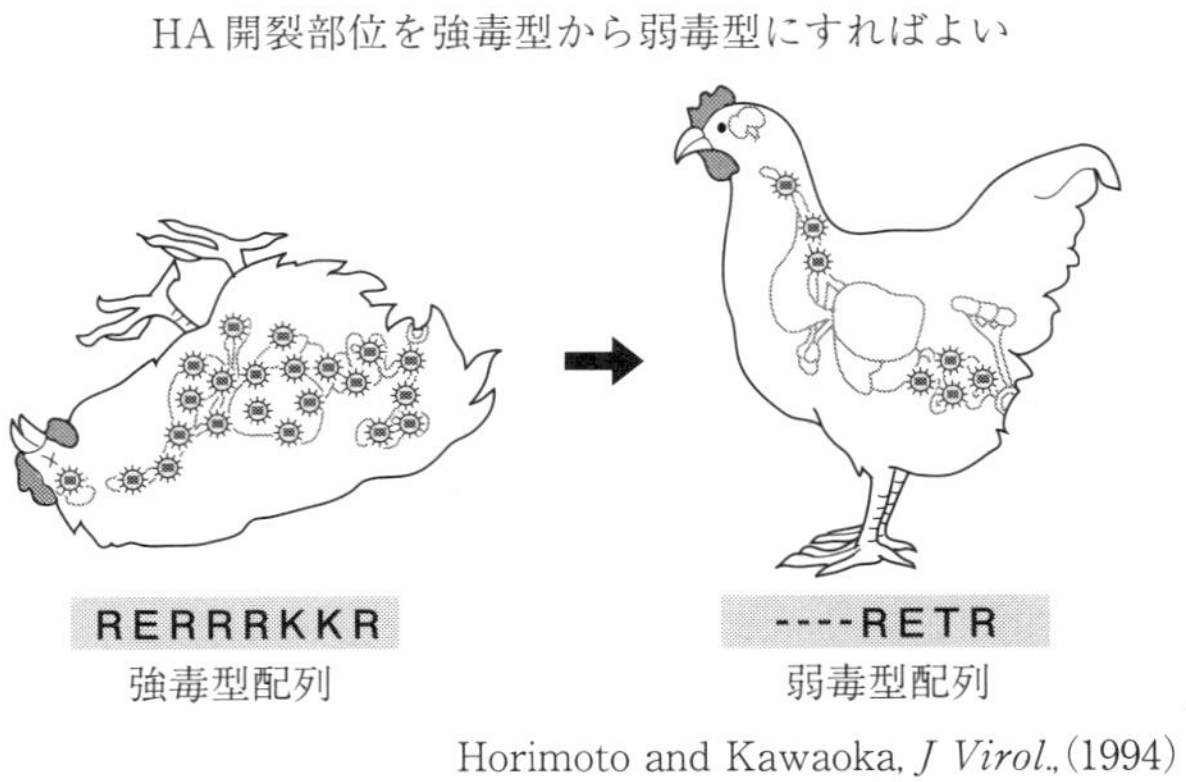


**図7-4　高病原性鳥インフルエンザ用ワクチンの作製法**
リバース・ジェネティックス法を用いて強毒型配列を弱毒型配列に変更することで病原性を弱める

インフルエンザワクチンは、インフルエンザを予防するうえで最も効果の高い手法であるが、パンデミック前に流行の型を予測することは難しく、パンデミック後に製造するのでは時間がかかりすぎて、感染拡大を防止できないという宿命を背負う。

ワクチンだけでパンデミックを封じ込めることは不可能で、タミフルやリレンザなど抗インフルエンザ薬、さらには学級閉鎖や集会の自粛など公衆衛生学的手法など、さまざまなアプローチを組み合わせて流行の拡大をできるだけ抑えなければならない。次章では、最後の切り札と呼ばれる「抗インフルエンザ薬」の有効性について考えてみたい。

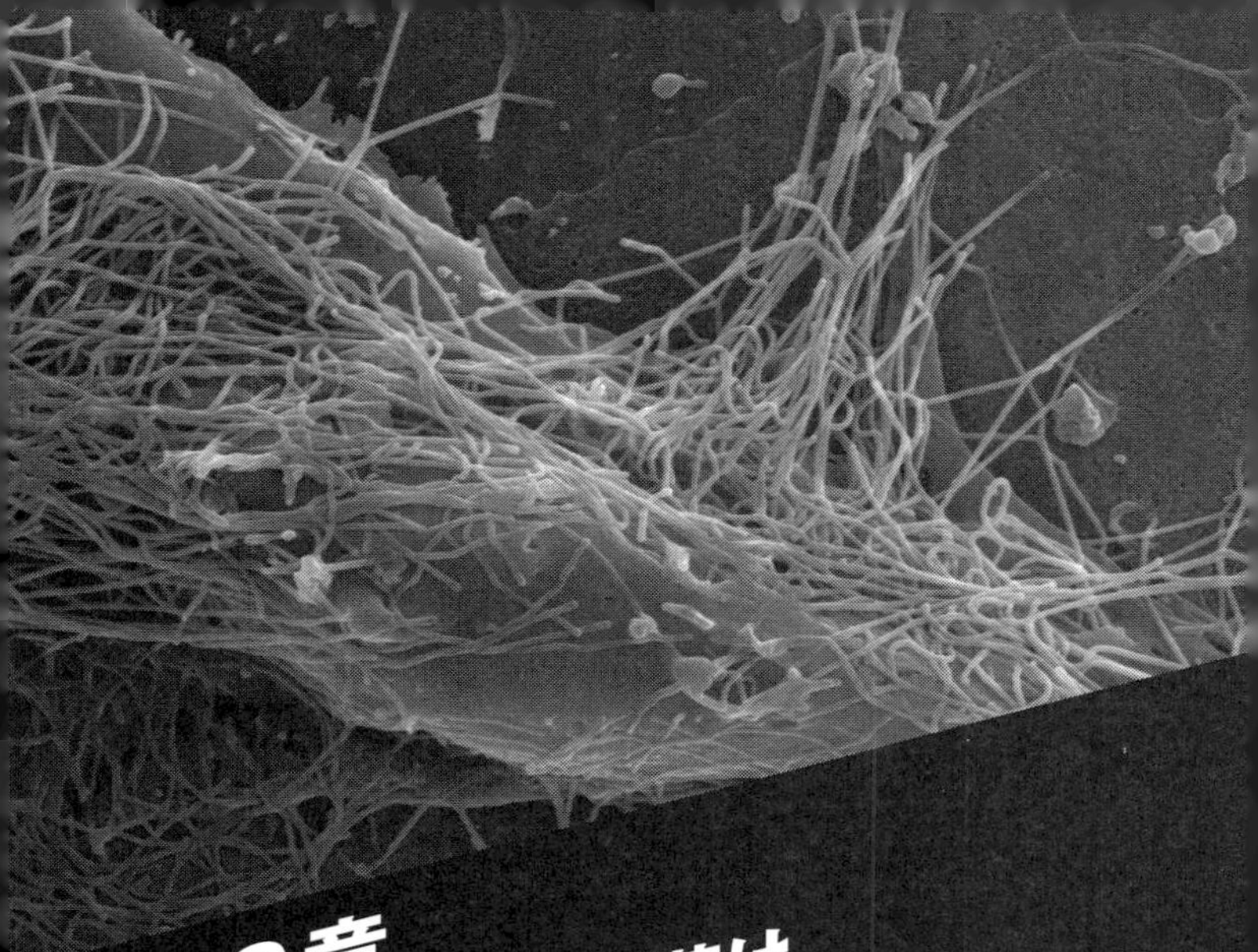

# 第８章
# 抗インフルエンザ薬は感染拡大を食い止められるのか？

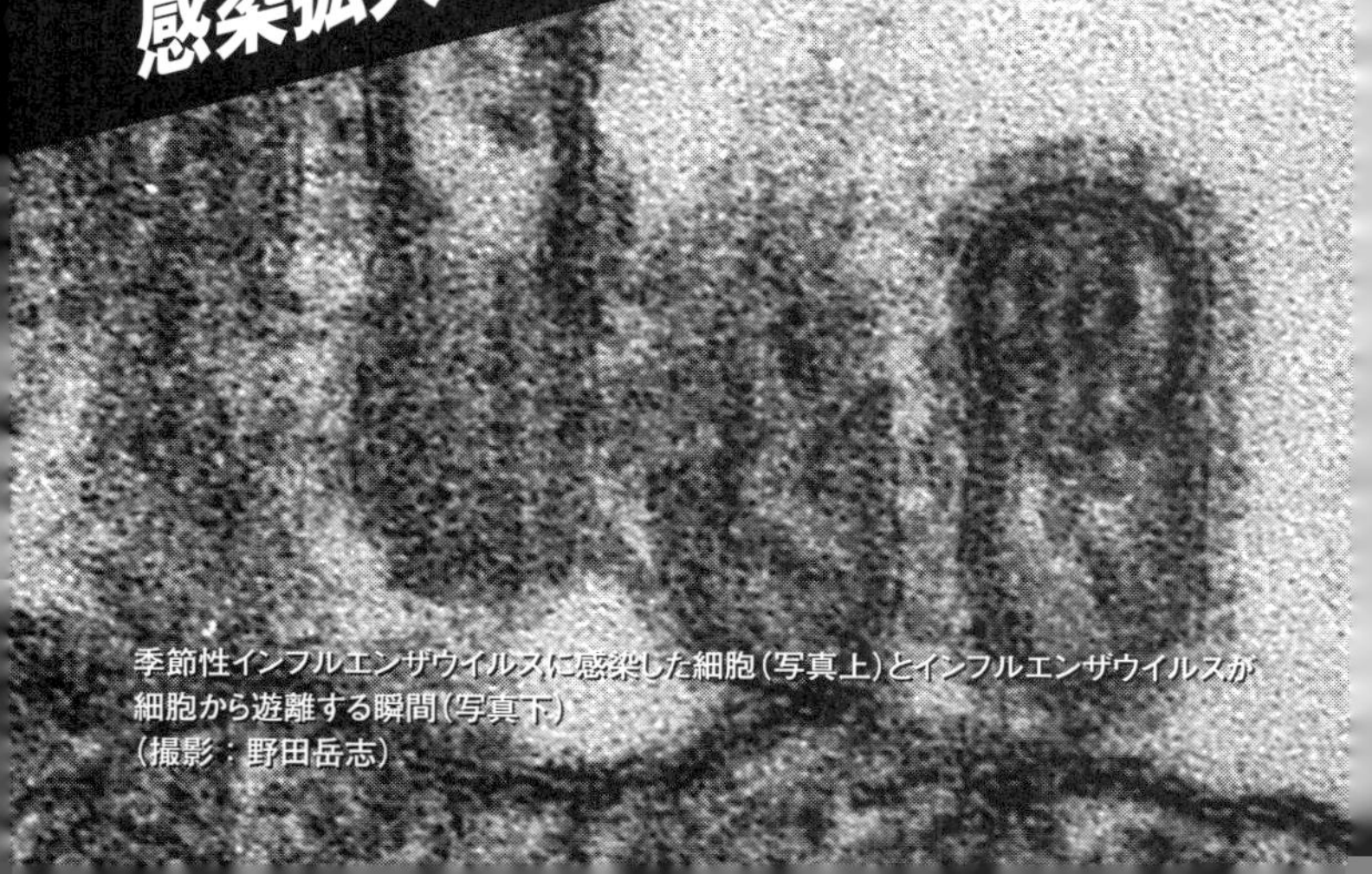

季節性インフルエンザウイルスに感染した細胞（写真上）とインフルエンザウイルスが細胞から遊離する瞬間（写真下）
（撮影：野田岳志）

パンデミック対策として、ワクチンと並ぶもうひとつの柱と期待されるのが抗ウイルス薬（抗インフルエンザ薬）である。第7章でも解説したとおり、新型ウイルスの流行に先立って接種するワクチンの有効性には確証がない。実際に出現した新型ウイルスをもとに作製する新型ワクチンは、感染を予防できるものの、ワクチンメーカーの製造能力には限界があり、新型ウイルスの感染拡大が起きる前に必要な供給量は確保できない。

それゆえ、パンデミック初期には、抗インフルエンザ薬が果たす役割は大きい。しかし季節性のインフルエンザでは、近年、抗インフルエンザ薬が効かない耐性ウイルスが出現し、世界各地で流行している。本章では、抗インフルエンザ薬の有効性と、その限界について考えてみたい。

## 抗インフルエンザ薬の作用機序

インフルエンザワクチンは、宿主の免疫機構を発動させることで、ウイルス感染を食い止めたり、症状悪化を緩和したりするのに対して、抗インフルエンザ薬は「免疫」とは直接関係ない仕組みで働く。

宿主の免疫応答を利用するワクチンの場合、事前に予想した「ウイルスの抗原性」と、実際に感染した「ウイルスの抗原性」が合致しなければ、予防効果が下がってしまう。これに対して、抗インフルエンザ薬は、インフルエンザウイルスに共通する感染・増殖機構を阻害することで作用するので異なる亜型のウイルスに対しても同等の効果を示す。いうなれば、インフルエンザワクチンは特定の亜型のウイルスにしか効かないオーダーメイド品であるのに対して、抗インフルエンザ薬は、それよりも多くの亜型のウイルスに対応できる汎用品なのだ（ただし、異なるウイルスに対しては、効果がない場合が多い）。

しかも、ワクチンには、ほとんどの場合、予防効果しかないのに対して、抗インフルエンザ薬は、感染後の回復を早める治療効果のみならず、予防効果も期待できる。通常は、インフルエンザ治療薬として使い、状況により予防薬としても使用できる。こうした柔軟な使い分けができるのも、抗インフルエンザ薬が優れている点だ。

現在、認可されている抗インフルエンザ薬には、M２阻害剤とノイラミニダーゼ阻害剤の二種類がある。この二つは、それぞれ異なるメカニズムでウイルスの感染を防御する。順に説明しよう。

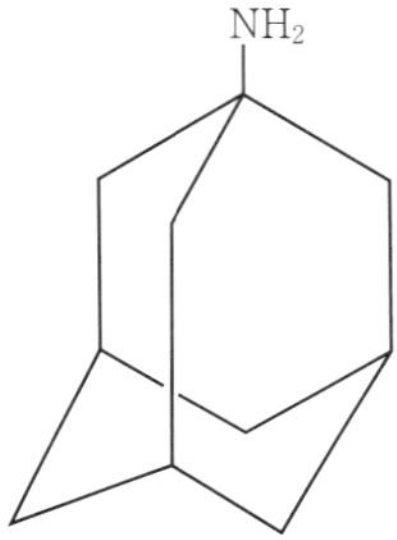


**図８-１　アマンタジンの構造式**

### ①Ｍ２阻害剤

アマンタジン（商品名シンメトレル）は、分子量１５１の小さな化合物だ（図８－１）。このアマンタジンは、ウイルス表面にあるＭ２タンパク質の働きを阻害することで、ウイルスの増殖を抑える。しかし、Ｍ２タンパク質はＢ型インフルエンザウイルスには存在しないので、Ｂ型ウイルスには効果がない。

第２章で説明したとおり、インフルエンザウイルスは、宿主の細胞に取り込まれただけでは増殖できない。インフルエンザウイルスが宿主の細胞内で増殖するためには、ウイルスの〝命〟ともいえるＲＮＡを宿主の細胞質内に移動させなくてはいけない。

しかし、ウイルスのＲＮＡは、タンパク質との複合体（ＲＮＰ）を形成し、外被膜（エンベロープ）と呼ばれる脂質でできた殻にがっちりと固定されている。宿主の核に送り込むには、ＲＮＰと外被膜との結合を解除しなければならない。

アマンタジンが標的とするＭ２タンパク質は、このＲＮＰと

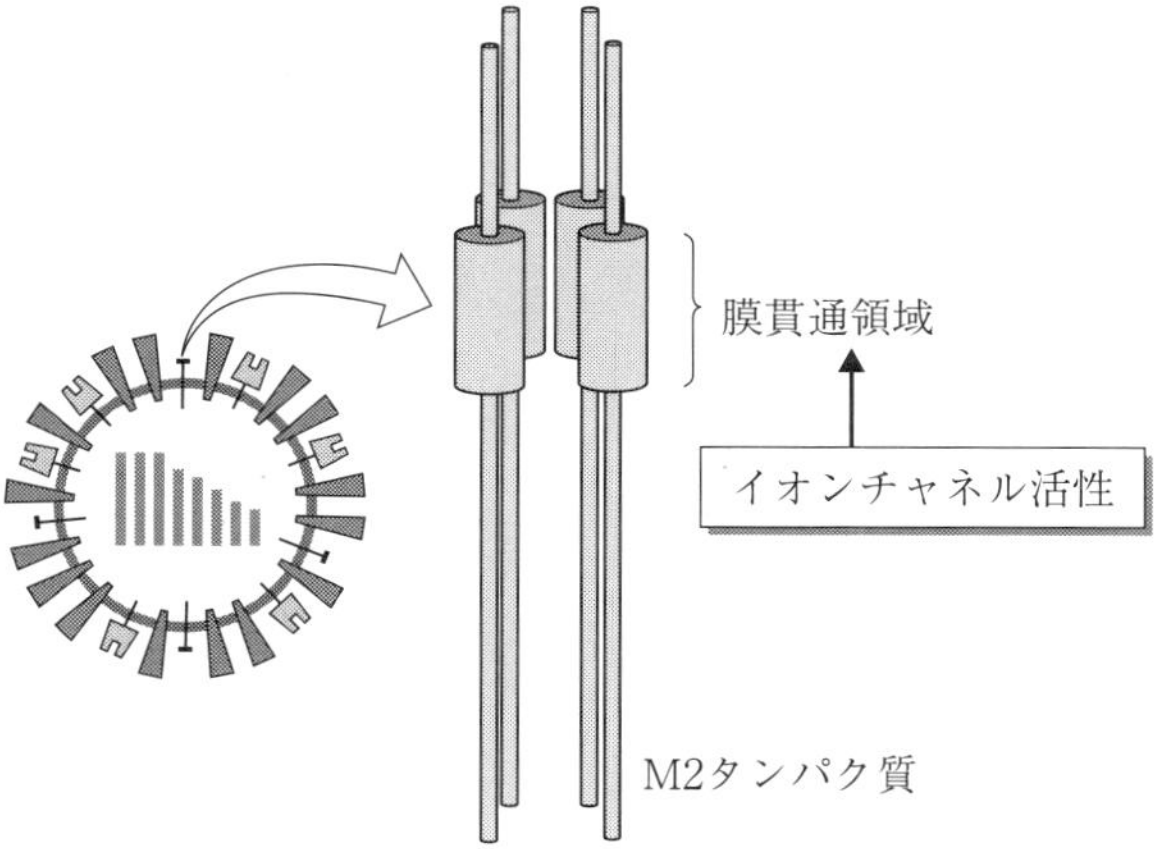


**図8-2　アマンタジンは、インフルエンザウイルスのM2タンパク質に作用して、ウイルス増殖を食い止める**

インフルエンザウイルスのM2タンパク質は、ウイルスの外被膜（エンベロープ）を貫通し、イオンチャネル活性を持つ。エンドソーム内の水素イオンをウイルス内部に取り込み、「脱殻」を促す。アマンタジンは、このM2タンパク質のはたらきを阻害することで、「脱殻」するのを食い止め、ウイルス増殖を抑制する

外被膜との結合を解除するうえで、重要な役割を担っている。M2タンパク質はウイルスの殻（エンベロープ）を貫通しているタンパク質で、水素イオンの導入を制御するイオンチャネル活性を持っている（図8−2）。インフルエンザウイルスが酸性のエンドソームに取り込まれると、イオンチャネルが活性化され、エンドソームの水素イオンがウイルス粒子内に流入する。

水素イオンが流入し、外被膜の内部が酸性に変わると、RNPと外被膜との結びつきが緩み、RNPが外被膜から離れる。さらにス

パイクタンパク質ＨＡの作用で、外被膜と細胞膜とが融合することにより、ＲＮＰは細胞内に放出される。自由に移動できるようになったＲＮＰは、最終的に宿主の核の内部に入り込み、代謝機構を乗っ取る。

ところが、アマンタジンを投与すると、このＭ２タンパク質のはたらきが阻害され、水素イオンの流入が止まる。その結果、ＲＮＰは外被膜から外れることができなくなり、ウイルスＲＮＡを細胞質に送り込むことができないため、ウイルスの増殖がいつまで経っても始まらない。実は、Ｍ２タンパク質がイオンチャネル活性を持つことは、アマンタジンの作用を解明する過程で証明されたのだ。

アマンタジンは、予防薬としても優れた薬で、事前に服用しておけば、インフルエンザウイルスに感染しにくくなる。また、感染後に服用すれば、発熱などの症状も軽減する。アマンタジンは、ワクチンによる予防と対症療法しかなかったインフルエンザ治療を変える薬剤として、世界各国で使用された。ここで過去形を用いたのは、アマンタジンは、臨床現場でほとんど使われなくなっているためだ。

アマンタジンがA型インフルエンザ用の抗ウイルス薬として米国で認可されたのは一九六六年。優れた薬であったアマンタジンが、誕生からわずか数十年で抗ウイルス薬としての役割を終えつつあるのは、耐性ウイルスの出現による。

抗生物質や抗ウイルス薬を患者に投与すると、薬が効かない耐性菌や耐性ウイルスが出現する。ある意味、これは避けられないことだが、アマンタジンの場合、比較的短期間のうちに耐性ウイルスが登場し、それが大流行するようになってしまった。私たちの研究では、インフルエンザに感染した小児の治療にアマンタジンを投与すると、患者の八〇％に耐性ウイルスが出現することが確認されている（従来の研究では治療患者の三〇％に耐性ウイルスが出現するといわれてきた）。

M2タンパク質のたったひとつのアミノ酸が変わるだけで、インフルエンザウイルスはアマンタジン耐性になってしまう。しかし、長い間アマンタジン耐性株が流行することはなく、圧倒的多数のインフルエンザウイルスにはアマンタジンは有効であった。なぜ近年アマンタジン耐性ウイルスが、多数を占めるようになったのだろうか。

前述したように、アマンタジンは切れ味鋭い抗ウイルス薬である。インフルエンザの患者がアマンタジンを服用すると、ごくわずかの耐性株を残して、ほとんどのウイルスは死滅する。アマンタジンの投与によって、感受性株が淘汰され、耐性株のみが生き残る。それでもアマンタジン耐性株が流行しなかった理由は、感受性株よりも増殖能が劣っていたため、感染性株との競争に負けてしまったからだ。ところがH5N1亜型鳥インフルエンザウイルスがアジアで流行するようになって以来、一部の国で、アマンタジンを含有する一般用風邪薬が市販されるようになる

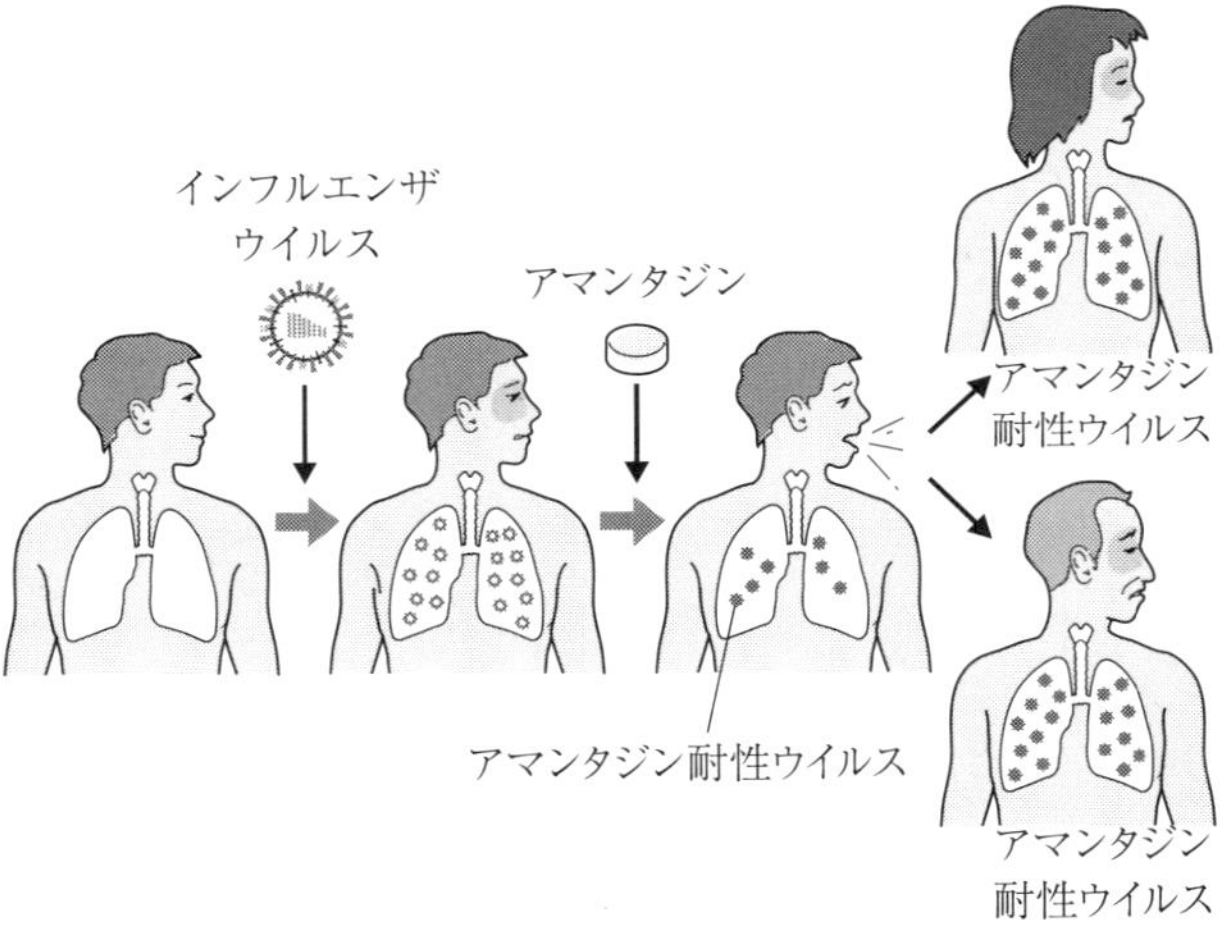


**図8-3　アマンタジン耐性ウイルスが誕生する仕組み**

アマンタジンを投与すると大部分のインフルエンザウイルスが死滅する。しかし、突然変異でアマンタジン耐性を獲得したウイルスに感染した患者に対してはアマンタジンは無効である

と、アマンタジン耐性ウイルスが高頻度に出現するようになった。そのうちの一部が感受性株よりも高い増殖能を獲得したといわれる。その結果、ウイルスの八〜九割近くが耐性株になってしまったのである（図8−3）。インフルエンザ治療薬としては、アマンタジンはタミフルやリレンザに取って代わられてしまった。ただし、アマンタジンにはドーパミン放出を促す薬効もあり、現在も、パーキンソン病の症状を改善する治療薬として用いられている。

### ②ノイラミニダーゼ阻害剤

耐性ウイルスの流行によってアマン

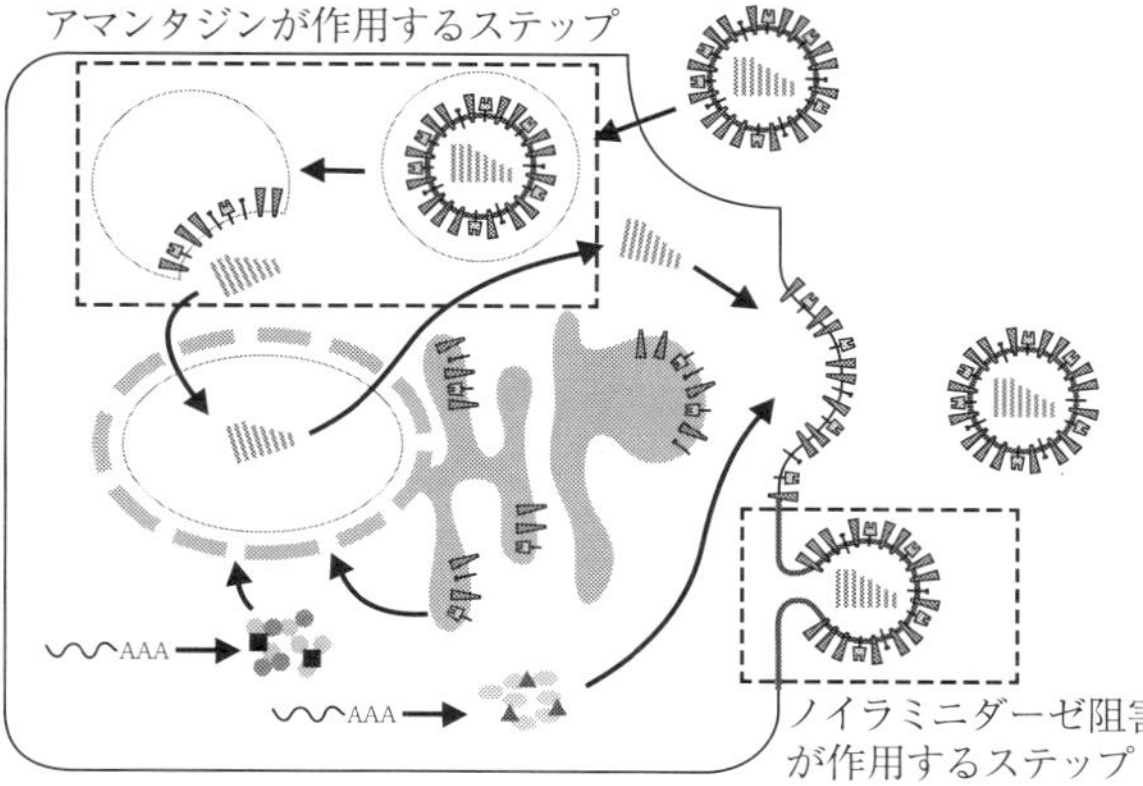


**図8-4　ノイラミニダーゼ阻害剤は、細胞表面からウイルス粒子が遊離するのを遮断する**

タジンが臨床現場で無効となったいま、最も使用されている抗インフルエンザ薬が「ノイラミニダーゼ阻害剤」である。日本で認可されているのは、「タミフル」の商品名で知られる経口剤のリン酸オセルタミビルと、吸入剤の「ザナミビル」（商品名リレンザ）だ。

ノイラミニダーゼ（NA）とは、ウイルス表面を覆うスパイクタンパク質の一つだ。その名のとおり、ノイラミニダーゼ阻害剤は、NAの働きを阻害することによって、ウイルスの増殖にブレーキをかける。アマンタジンが、ウイルスRNAの細胞質への侵入過程を阻止する薬であるのに対して、ノイラミニダーゼ阻害剤は、細胞内で増殖したウイルスが、細胞表面から遊離していくのを阻害する（図8－4）。

第2章でも説明したとおり、インフルエンザウイルスの外被膜の表面に存在するＨＡタンパク質は、「シアル酸」に特異的に結びつく。細胞の表面には、シアル酸が存在しており、これとウイルスのＨＡタンパク質が結びつくことによって、細胞内にウイルスが取り込まれる。自ら駆動力を持たないウイルスは、シアル酸を「接着剤」として、細胞の内部に侵入しているわけだ。

皮肉なことに、細胞内で新しく作られたウイルスが細胞の外に出ようとする局面では、この「シアル酸」が邪魔になってくる。ＨＡもＮＡも糖タンパク質なので、合成後はシアル酸が結合している。そのためウイルスの表面にあるＨＡやＮＡタンパク質のシアル酸が、他のウイルスのＨＡに結合してしまい、凝集してしまうのだ。凝集したウイルス粒子は、細胞の表面の受容体にあるシアル酸とも強く結びつくため、いつまで経っても細胞の表面から離れられない。

しかし、実際にはこのような現象は起きない。ここで登場するのがＮＡタンパク質だ。ＮＡは、シアル酸を切り離す「ハサミ」となり、凝集したウイルス粒子、そして細胞表面の受容体に結合しているウイルスを切り離してしまうのだ（図８－５左）。

ＮＡタンパク質が働かなければ、感染細胞からウイルスが放出されない。これに着目して、ＮＡタンパク質を標的にデザインされたのがノイラミニダーゼ阻害剤だ。ＮＡとノイラミニダーゼ阻害剤の立体構造は、鍵と鍵穴のような構造をしているため、両者が結合すると、ＮＡのシアル酸を切り離す能力が失われ、ウイルス粒子が細胞表面に凝集して、身動きが取れなくなる（図８

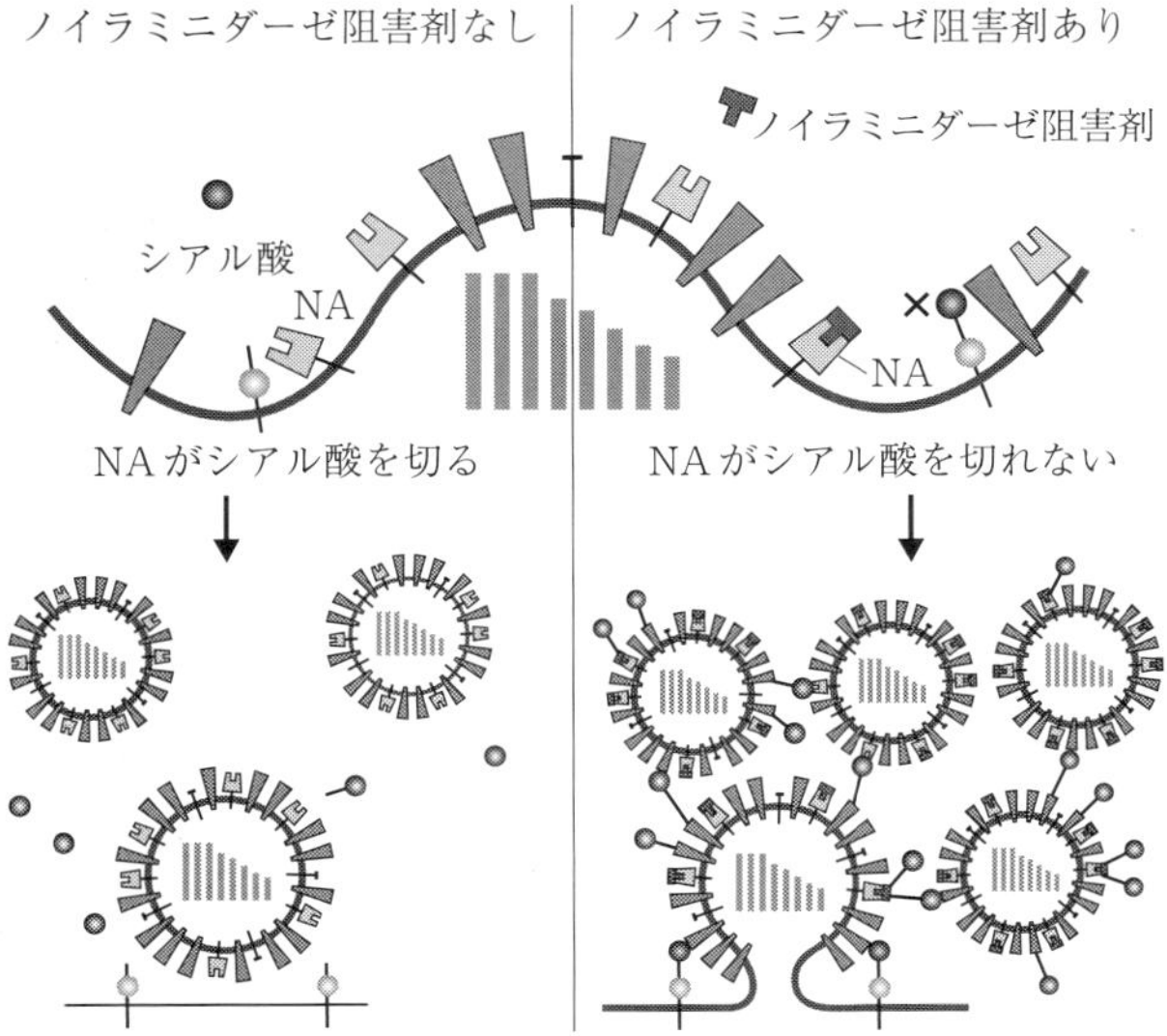


**図8-5　ノイラミニダーゼ阻害剤は、インフルエンザウイルスが細胞表面から遊離する際にNAがシアル酸が切断するのを阻害する**

－5右）。

ノイラミニダーゼ阻害剤の中で、最も広く使われているのがタミフルである。タミフルは、ギリアド・サイエンシズ社が一九九六年に開発した抗インフルエンザ薬で、スイスのロシュ社が製造し、日本では中外製薬が販売している。日本は世界で最もタミフルの消費量の多い国で、季節性のインフルエンザが大流行した二〇〇二〜二〇〇三年には、全世界でのタミフル生産量の約七割が日本で使用された。

意外に思われるかもしれないが、欧米では一九六〇年代から使用されていたアマンタジンが日本で認可さ

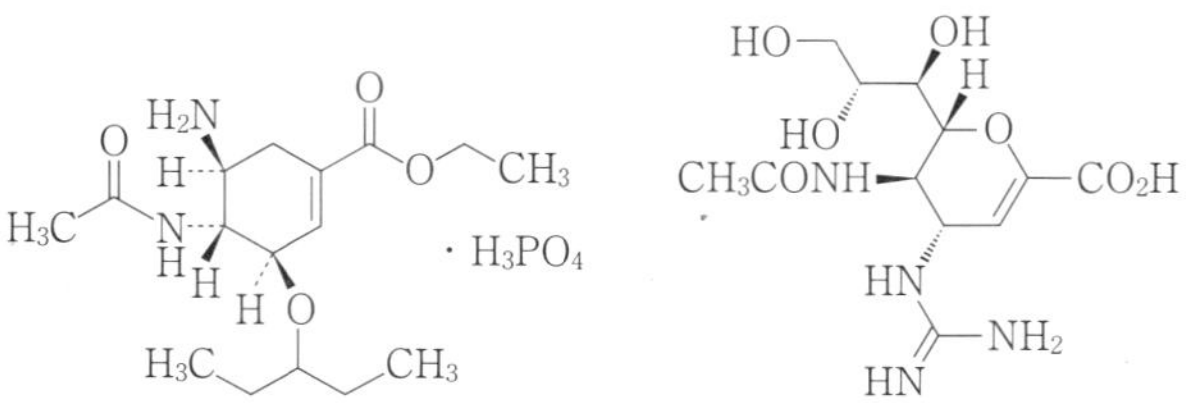

リン酸オセルタミビル　　ザナミビル

**タミフル**　　**リレンザ**

図8-6　タミフルとリレンザの化学式

れるようになったのは、一九九八年になってからだ。きっかけとなったのが一九九七年の香港での鳥インフルエンザの流行だった。厚生省（当時）は、鳥インフルエンザウイルスの感染拡大防止のためには、さらに抗インフルエンザ薬が不可欠と判断し、二〇〇一年にリレンザとタミフルを認可した。

抗インフルエンザ薬の認可によって、インフルエンザの治療は様変わりした。それまでは、病院に行っても、医師は患者の症状をひととおり聞いた後、安静を促すか、解熱剤などを処方してくれるだけだった。しかし、現在は、その場でインフルエンザ迅速診断キットを使って感染の有無を診断し、感染が確認されたらタミフルやリレンザなど抗インフルエンザ薬（図8－6）を処方してくれる。

成人にタミフルを処方した場合、タミフルを処方しなかった場合に比べて、半日から二四時間回復が早まる。体感的な言い方をすれば、タミフルを服用すると、翌日には熱がぐんと下がり、三日継続するとかなり回復する。タミフルは通常五日分処方される。これは、二〜三日で服用をやめてしまうと耐性ウイルスが発生しやすくなるので、これを防ぐためだ。タミフルに限らず抗インフルエンザ薬を服用する際は、途中で服用を止めないように注意したい。

リレンザは、グラクソ・スミスクライン社が販売している抗インフルエンザ薬だ。タミフルは経口剤であるのに対して、リレンザは、吸入用散剤である。専用の吸入器で吸引しなければならないため、タミフルほどは広く処方されていない。そのためか、リレンザ耐性ウイルスはほとんど確認されていない。同じノイラミニダーゼ阻害剤であるため、タミフル同様の治療効果と予防効果が期待できる。

タミフルやリレンザなどの抗インフルエンザ薬を使用する際には、症状が出てからできるだけ早く服用することが重要だ。症状が出てから二日（四八時間）経過すると、十分な効果が期待できない。医師の処方を無視して、具合が悪くなるまで服用を控えたり、早めに服用を中止したりすると、治る病気も治らなくなるので注意したい。

また、インフルエンザ迅速診断キットで陰性だからといって油断してはならない。診断キットの精度は一〇〇％ではなく、献体の取り方によっては、陽性にもかかわらず陰性と診断される可能性もある。陰性と判断されても、発熱、関節・筋肉痛、のどの痛みなどのインフルエンザウイルスに特有な症状が続くようであれば、翌日も診察を受けたほうがよい。

## 新型インフルエンザに抗インフルエンザ薬は効くのか?

毎年流行を繰り返す季節性インフルエンザウイルスに対しては、タミフルやリレンザが有効なのは臨床的にも確認されているが、はたしてパンデミックを起こす新型インフルエンザにも抗インフルエンザ薬は効くのだろうか。幸い、二〇〇九年にメキシコで発生した新型インフルエンザ（A型、H1N1亜型）には、タミフルやリレンザの投薬治療が有効であることがわかっている。ただし、この新型ウイルスの感染は始まったばかりで、今後、ヒトの間で伝播していく過程で耐性ウイルスが出現する可能性がある。

新型ウイルスが耐性ウイルスとなるルートには、主に二つの可能性が考えられる。第一は、この新型インフルエンザウイルス（A型、H1N1亜型）に感染した患者がタミフルあるいはリレンザの治療を受けた際に、ウイルスに起きたアミノ酸変異により薬剤耐性になり、それが広まっていくというものだ。

第二は、今回の新型ウイルスがすでに流行しているタミフル耐性ソ連型（H1N1亜型）ウイルスとの間で、遺伝子再集合を起こした結果、組換え体が生まれ、タミフル耐性を獲得するというシナリオだ。第3章で説明したとおり、インフルエンザウイルスは、ときおり他のインフルエンザウイルスと「遺伝子再集合」を起こし、遺伝子が別のものに置き換わってしまうことがある。すでに二〇〇七年には、ヨーロッパ、日本など世界各地で、季節性（ソ連型）H1N1亜型タミフル耐性インフルエンザウイルスが流行している。こうした既存のタミフル耐性ウイルスと新型インフルエンザウイルスが遺伝子再集合すれば、タミフルが効かないウイルスがあっさりと誕生することになる。

しかし、最も懸念されるのが、今回の新型インフルエンザウイルスと、病原性が突出して強いH5N1亜型高病原性鳥インフルエンザウイルスとが遺伝子再集合するシナリオである。H5N1亜型ウイルスは、現在もエジプトなどで感染が広がっている。H5N1亜型ウイルスと新型ウイルスの流行地が重なった場合、両方のウイルスに同時に感染する確率が高くなる。そこで遺伝子再集合が起こったとき、強い病原性と強い伝播力を併せ持つ最悪の新型ウイルスが登場する可能性は否定できない。

## タミフルは鳥インフルエンザウイルスにも有効か？

二〇〇九年九月現在、私たちは世界中で感染が拡大している新型インフルエンザ（A型、H1N1亜型）ばかりに目が行きがちだが、H5N1亜型鳥インフルエンザウイルスについても警戒

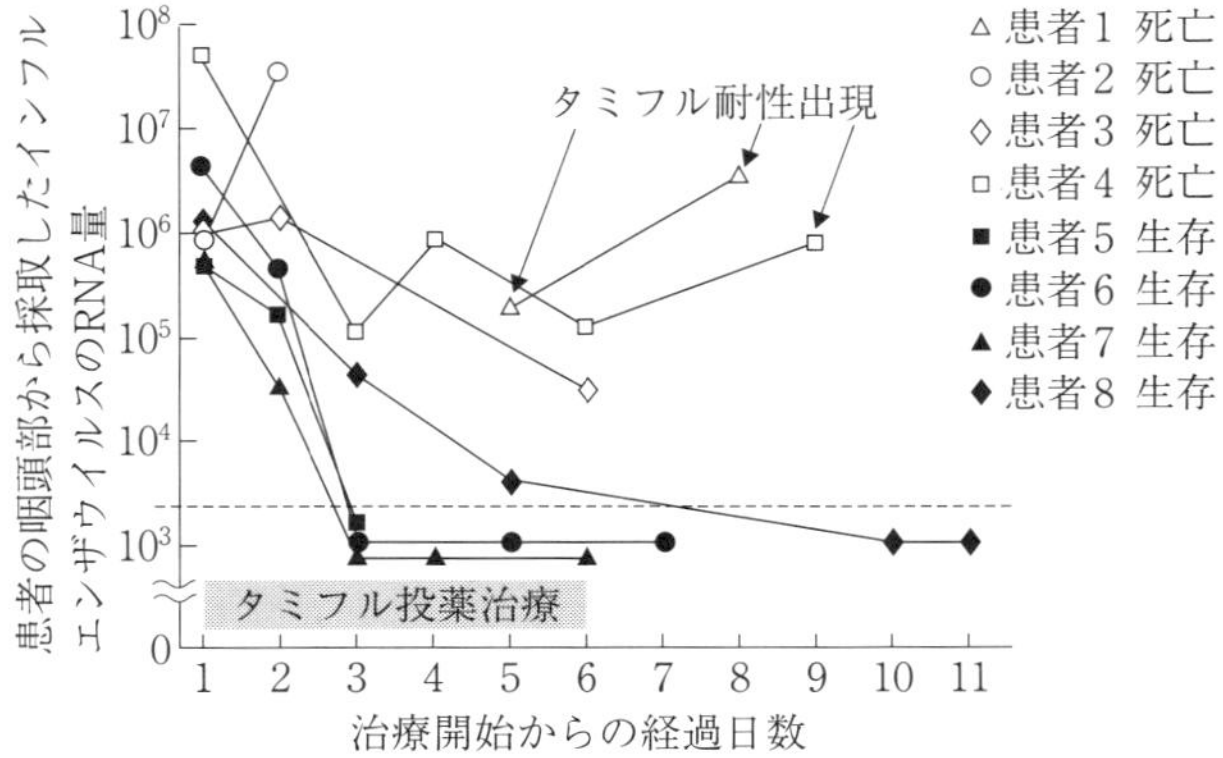


**図 8-7　H5N1亜型鳥インフルエンザウイルス感染者治療の際に発生したタミフル耐性ウイルス**

を怠るべきではない。憂慮すべきは、H5N1亜型鳥インフルエンザウイルスに感染し、タミフルで治療を受けた患者の中にはタミフル耐性ウイルスが出現し、死亡した症例があることだ。

図8－7は、二〇〇四～二〇〇五年にベトナムでH5N1亜型に感染した八人の患者にタミフルを投与した治療結果だ。四人が治療の甲斐なく死亡し、残り四人が回復した。ちなみに、このグラフの縦軸は、患者の咽頭ぬぐい液中に存在したウイルスRNAの量を示し、横軸は入院してからの経過日数を示している。

死亡した患者は二つのグループに分けられる。一つは、タミフル投与によっても症状が回復しなかったグループ。もうひとつは一時的に回復したものの、その後、耐性ウイルスが出現とともに症状が悪化、最終的に死にいたったグループだ。亡くなった四人のうち二人には、連絡の不行き届きのため、治療一日目に通常の一・五倍量のタミフルが投与されていたが、それでも症状は回復しなかった。残りの二人の患者は治療を開始してから数日間は状態もよかったが、耐性ウイルスの出現後に急激に症状が悪化したという。

ベトナムにおけるH5N1亜型タミフル耐性ウイルスは医療関係者に衝撃を与えた。病原性の弱い季節性インフルエンザであれば、耐性ウイルスが出現したとしても、患者の自然治癒力で症状の回復が望めるが、致死率六〇％という高病原性ウイルスに感染した患者では、それも難しい。ウイルスの増殖を止めなければ、患者は短時間で重篤な症状に陥る。それを防ぐ限られた手段が、タミフルなどの抗インフルエンザ薬だった。それが使えないとなると、治療は困難を強いられる。

一方で、このデータからは、タミフルの治療効果も読み取れる。半数の患者は、タミフル服用後、四八時間以内に体内のウイルスはほぼ消えていた。H5N1亜型に対しても、タミフルは治療効果をもたらすという事実は、私たちを勇気づけてくれる。患者によって治療効果に大きな違いが出た理由については不明だ。タミフルの投与時期、投与量、患者の遺伝的背景など、さまざまな理由が考えられる。

## 耐性ウイルスの不気味な流行

これまで、タミフルは、アマンタジンなどに比べて耐性ウイルスが発生しにくい薬だと思われてきた。実際、臨床試験において小児患者でタミフル耐性株が発見される割合は四％前後、成人で〇・四％程度と報告されていた。

ところが、最近の研究で、タミフル耐性ウイルスが思われていたよりも高頻度に出現することがわかった。私たちの研究室の木曽真紀（当時大学院生、現在は東京大学医科学研究所学術支援専門職員）は、小児科の臨床医である、菅谷憲夫医師（けいゆう病院）、三田村敬子医師（川崎市立川崎病院、現在は永寿総合病院）らと共同でタミフル耐性株の流行について調べた。その結果、タミフルを処方した小児（生後二ヵ月～一四歳）の一八％に、耐性ウイルスが出現していることを確認した。初めてインフルエンザにかかる小児は、免疫がないため、ウイルスが増殖しやすく、耐性ウイルスが発生しやすいと考えられる。このことは、ある程度予測していたが、耐性株の出現率は予想を超えたものだった。

子供たちに起きたことは、新型インフルエンザウイルスに感染した大人でも同様に起きることだ。パンデミックを起こす新型ウイルスは、人類がいまだ感染したことのない未知なるウイルスである。季節性インフルエンザウイルスに対する免疫のない子供たちと同様、大人でも新型インフルエンザウイルスに対する免疫はないためウイルスがよく増殖し、耐性ウイルスが発生しやすくなる。

前述したようにヒトからヒトへ伝播するタミフル耐性ウイルスの誕生も確認されている。研究室の畠山修司（当時大学院生、現在は東京大学医学部附属病院助教）は、菅谷医師、三田村医師らとともに、日本でB型インフルエンザが大流行した二〇〇四〜二〇〇五年のシーズンに、B型ウイルスに感染し治療のためにタミフルを投与された小児七四人と、タミフルを投与していない三四八人（このうち大人は六六人）からウイルスを分離し、タミフル耐性かどうかを解析した。その結果、一・七％に相当する七人から分離されたウイルスがタミフル耐性株であった。しかも、このうちの六人はタミフルを服用していなかったことから、患者の体内でタミフル耐性ウイルスが出現したのではなく、もともとタミフル耐性であったB型ウイルスに感染したと考えられた。耐性ウイルスの出現頻度はそれほど高くはなかったが、ヒトからヒトへ直接感染したとみられることから、タミフル耐性B型ウイルスの拡大が懸念された。さらに、二〇〇七年冬には、タミフル耐性になった季節性のソ連型（A型、H1N1亜型）インフルエンザウイルスが、世界各地で確認された。

新型インフルエンザウイルスや高病原性H5N1亜型インフルエンザウイルスがこのようなタ

ミフル耐性を獲得すると、大変やっかいな事態になる。幸い、これまでに確認されたタミフル耐性ウイルスは、もともとのウイルスに比べて病原性が弱く、伝播力も弱い。しかし、突然変異によって、病原性も伝播力も強いタミフル耐性ウイルスが突如として現れる可能性もある。油断は禁物である。

## 新しい抗インフルエンザ薬の開発

抗ウイルス薬治療では耐性ウイルスの出現は不可避である。現在、抗インフルエンザ薬の主力となっているタミフルやリレンザとて例外ではなく、アマンタジンのように耐性ウイルスが蔓延して使えなくなる事態も予想される。抗インフルエンザ薬はパンデミック対策の柱となっているだけに、これは大きな不安材料だ。

現在、世界各国で、新しい抗インフルエンザ薬の研究開発が進められている。日本の製薬メーカーでも、有望な抗インフルエンザ薬の新薬の開発が進行中だ。第一三共が開発中の「CS－8958」は、タミフルやリレンザと同じノイラミニダーゼ阻害剤である。この薬は、リレンザと同様吸入剤だが、タミフルやリレンザと異なるのは、治療が一回の吸入で済むことだ。本剤は、予防薬としても優れており、マウスの実験では、一回投与すれば、一週間の感染防御効果が認められた。現在、流行中の新型インフルエンザ（A型、H1N1亜型）ならびにH5N1亜型鳥インフルエンザにも効果が確認された。

一方、富山化学工業（本社　東京）が開発中の「T－705」は、アマンタジンやノイラミニダーゼ阻害剤とは違ったメカニズムで働く。「T－705」は、ウイルスのRNAを作る酵素RNAポリメラーゼの働きを抑えることで、ウイルスの増殖を妨げる。マウスでの感染実験では、タミフルを上回る抑制効果が確認され、H5N1亜型に対しても同様な効果が得られている。T－705が優れているのは、感染してからある程度時間が経過した場合でも、ウイルスの増殖が抑えられる点だ。

H5N1亜型鳥インフルエンザの治療では、タミフルの治療効果が芳しくないことは先に述べたが、これは、感染してから一定時間が経つと、大量のタミフルを投与しても、ウイルスの増殖を抑制できないためだ。私たちが行ったマウスを用いた実験でも、これは確認されている。

一方、「T－705」の場合、マウスでは感染から数日経ってから投与しても、かなりの治療効果が得られる。こうした画期的な抗ウイルス薬が認可されれば、インフルエンザ制圧の強力な手段となり、パンデミックに対する備えも、かなり強化されるだろう。

# 第９章
# 新型ウイルスは、人類を脅かす存在なのか?

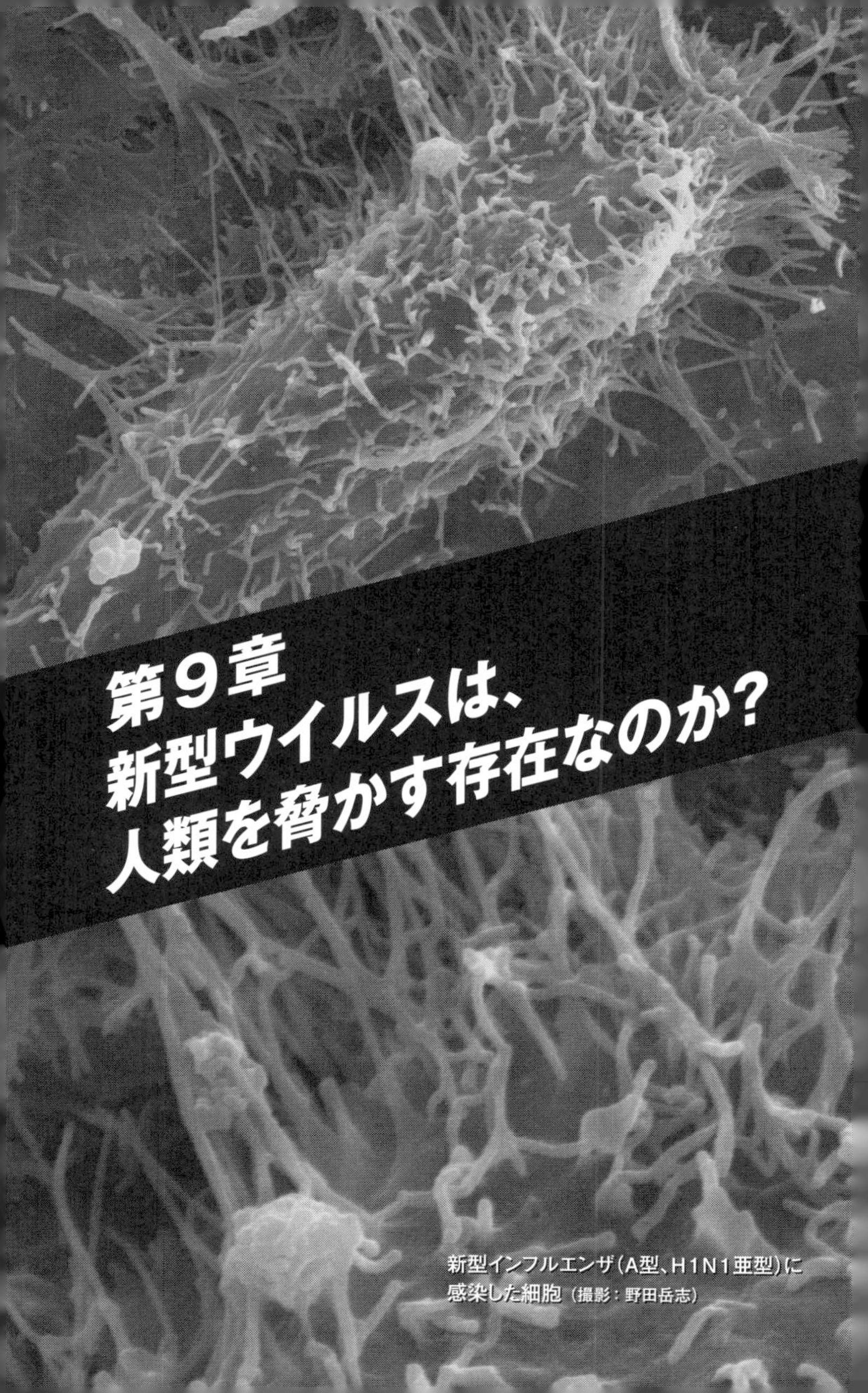

新型インフルエンザ(A型、H1N1亜型)に
感染した細胞 (撮影:野田岳志)

二〇〇九年三月にメキシコで発生した豚由来の新型インフルエンザウイルス（A型、H1N1亜型）は、瞬く間に世界各地に伝播し、二一世紀で初めてとなるパンデミックを引き起こした。発生直後はほとんど情報がなかった新型インフルエンザウイルスだが、世界中のウイルス学者が、文字通り寸暇を惜しんで遺伝子解析やモデル生物を用いた感染実験を進めてきたため、ここにきてさまざまなことがわかってきた。最終章では、科学論文誌に発表したばかりの最新の研究成果を含め、皆さんが知りたいであろう疑問にできる限り答えてみたい。

## 疑問❶　どのようにして新型インフルエンザウイルスが誕生したのか

第3章でも説明したとおり、新型インフルエンザウイルス（A型、H1N1亜型）は、鳥・ヒト・豚由来のインフルエンザウイルスの遺伝子再集合により誕生した雑種ウイルスである（図9－1）。この新型ウイルスは、発生当初、豚インフルエンザと呼ばれた。確かに、ヒトに感染する前は、豚で流行していたウイルスであるため、豚インフルエンザウイルスといっても間違いで

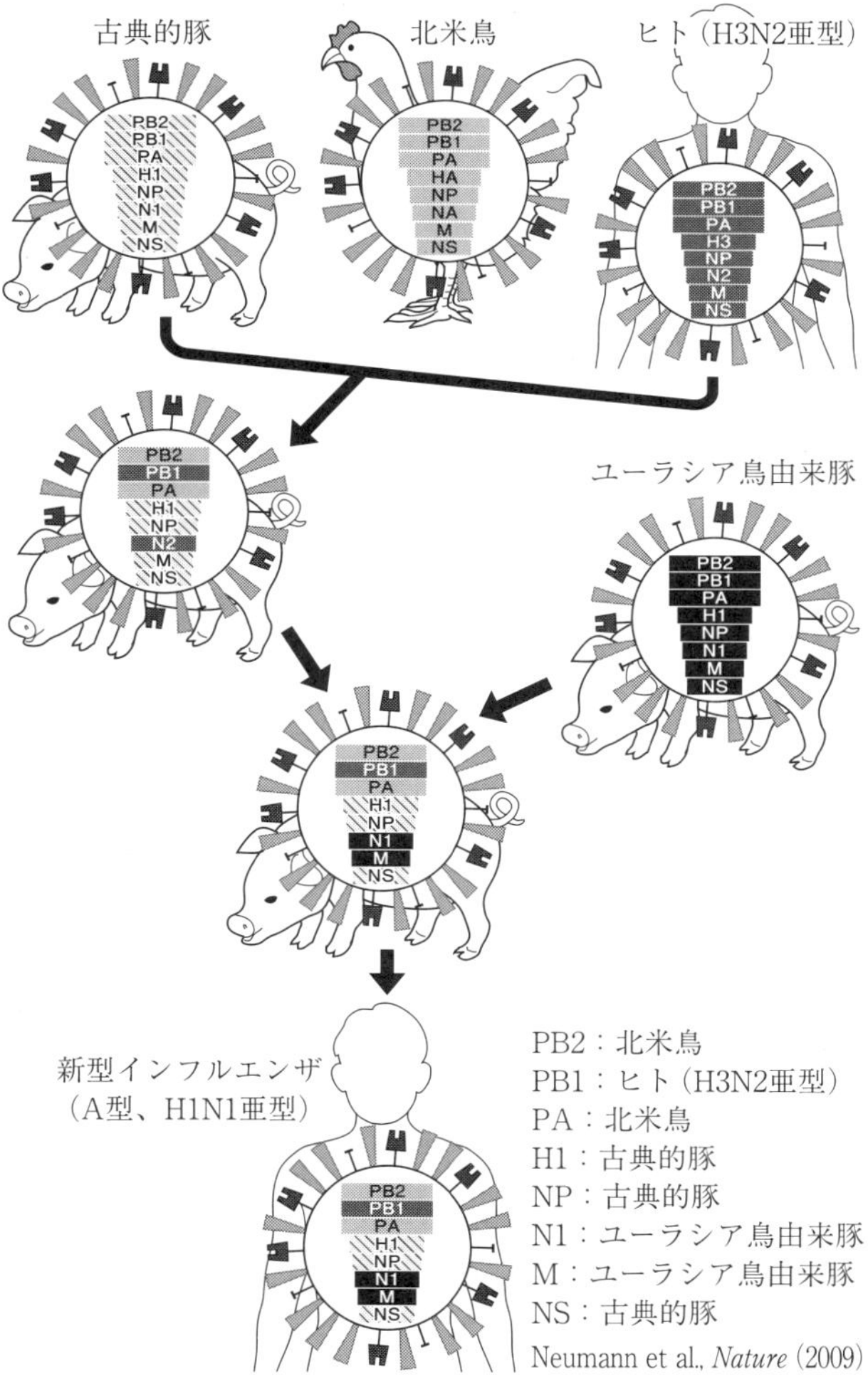


**図9-1　2009年に発生した新型インフルエンザ（A型、H1N1亜型）の遺伝的バックグラウンド（再掲）**

はないが、遺伝的バックグラウンドは非常に複雑であり、その起源をたどれば、鳥インフルエンザウイルスでもあり、ヒトインフルエンザウイルスともいえる。今回の新型ウイルスは、豚・鳥・ヒトと異なる宿主に感染していた〝キメラウイルス〟である。

新型インフルエンザウイルスの八本のRNA分節は次のような由来を持つ。PB2とPA分節は北米の鳥ウイルス由来、PB1分節はヒトのH3N2亜型ウイルス由来、HA(H1)、NP、NS分節は古くから豚で流行していた古典的豚インフルエンザウイルス由来、NA(N1)とM分節は、ヨーロッパで流行していたユーラシア鳥インフルエンザウイルスが豚に適応し、流行していたウイルス由来である(図9-1、各RNA分節については図2-2参照)。

パンデミックを起こした新型インフルエンザウイルスは、そのRNA分節の遺伝子解析から、次のような経緯で誕生したものと推測されている。

一九一八年に全世界で猛威を振るったスペイン風邪に起源を持つ古典的な豚インフルエンザウイルス(A型、H1N1亜型)は、世界各地の豚で長い間流行してきた。一九九七年から一九九八年にかけて、この古株のウイルスに加えて、香港風邪に起源を持つヒトインフルエンザウイルス(A型、H3N2亜型)、北米の野鳥の間で流行していた鳥インフルエンザウイルス(A型、HAとNAの亜型は不明)が豚の体内で遺伝子再集合を起こし、「トリプルリアソータント」(Triple Reassortant)と呼ばれる三種類のウイルス間の雑種ウイルスが誕生した。一方、ヨーロッパでは、一九七九年に豚に鳥インフルエンザウイルスが感染し、これが長い間、ヨーロッパの豚で流行してきた。

今回発生した新型ウイルスは、海を越えて、北米で流行していた「トリプルリアソータント」とヨーロッパで流行していた豚インフルエンザウイルスが、遺伝子再集合した結果、新しいウイルスが誕生し、これがヒトに感染する能力を持ったものと思われる。ヒトに感染する豚由来インフルエンザウイルスが誕生したのはいつかわからない。

次ページの図９－２の写真が、今回の新型ウイルスを、野田岳志が電子顕微鏡で撮影したものだ。通常、インフルエンザウイルスの模式図は球形で描かれることが多く、実験室株も球形であることが多い。しかし、臨床株（患者から分離したばかりのウイルス）は紐状である。今回の新型インフルエンザウイルスも、紐状をしており、感染細胞の表面を埋め尽くす様は壮観である。

## 疑問❷　H1N1亜型のウイルスにもかかわらず、パンデミックを起こしたのはなぜか

今回の新型インフルエンザウイルスはＨ１Ｎ１亜型である。一九七七年以来、毎年のように流行している季節性のＡ型インフルエンザウイルスは、Ｈ１Ｎ１亜型もしくはＨ３Ｎ２亜型であるため、ほとんどの人が、Ｈ１Ｎ１亜型ウイルスに感染したことがあり、免疫を持っている。ある

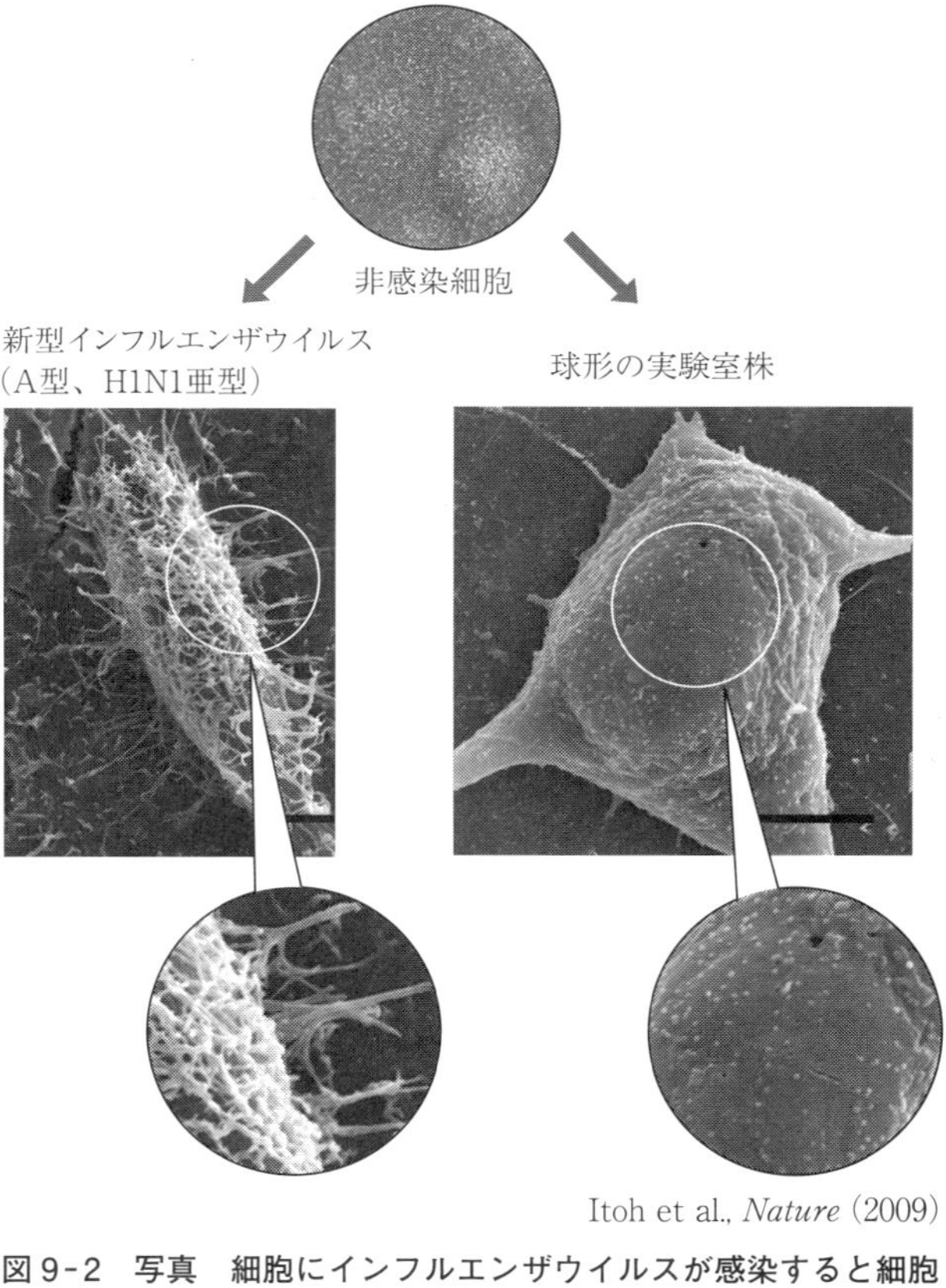


**図9-2　写真　細胞にインフルエンザウイルスが感染すると細胞の形が変わる（撮影：野田岳志）**

健康な細胞（中央上）にインフルエンザウイルスが感染すると、平たかった細胞が丸くもり上がる。写真左上は、新型インフルエンザウイルス（A型、H1N1亜型）が感染した細胞。細胞表面を拡大すると、紐状のウイルスが絡みあっているのがわかる（写真左下）。実験室で何度も継代させた実験室株は、ウイルス粒子が球状になる。細胞表面を拡大すると、小さな球状のインフルエンザウイルスが細胞から出てこようとしているのがわかる意味、ありふれた亜型のウイルスにもかかわらず、パンデミックを起こしたのはなぜなのか。

第1章でも説明したが、同じH1N1亜型であっても、今回の新型インフルエンザウイルスは、H1N1亜型の季節性インフルエンザウイルス（ソ連型）とは抗原性が異なる。季節性インフルエンザウイルスは毎年、連続変異を繰り返しているため、抗原性は変化しているものの、小規模の変異であるため、以前に感染したウイルスに対する免疫がある程度有効である。これに対して、今回の豚由来インフルエンザウイルスは、同じH1N1亜型とはいえ、一九一八年のスペイン風邪ウイルスが豚で受け継がれたウイルスのHAを持っているため、季節性のソ連型H1N1亜型ウイルスのHAとは抗原性がかなり異なり、季節性ウイルスに対する免疫が役に立たない。そのため季節性のH1N1亜型ウイルスに対する免疫がある人であっても、新型ウイルスに暴露すれば、かなりの確率で感染・発症してしまう。

新型インフルエンザウイルスというと、H5N1亜型のように、従来はヒトに感染することのなかった亜型のウイルスがヒトで流行するようになったものを連想しがちだが、必ずしもそういうものばかりではない。今回のH1N1亜型のように、これまでヒトで流行していた亜型のウイルスも新型インフルエンザウイルスになり得るのである。

話は脱線するが、この新型インフルエンザウイルスの名称をめぐっては悩ましい問題がある。インフルエンザウイルスは絶えず変異を繰り返しており、いずれ別の新型インフルエンザウイルスが登場するはずだ。「新型」という呼称は何年も続けられるわけではなく、いずれ別の名前を付けなければならない。過去の例にならえば、「メキシコ風邪」「北米風邪」のような名称を付けるべきところだが、メキシコやアメリカはそのような通称には否定的であり、その結果、いつまでも新型インフルエンザウイルス（A型、H1N1亜型）という、不適切なネーミングが使われている。

WHO（世界保健機関）では、Pandemic (H1N1) 2009と記述しているが、日本でどのような名称にするかは未定である。

## 疑問❸ これから新型インフルエンザは大流行するのか

図9－3は、新型ウイルスが発生してからの感染者数と死亡者数の累計を示したグラフである。いまとなってはこの数値はあまり意味を持たない。第1章でも説明したとおり、正確な感染者数を調査する検査体制がない国が存在することに加えて、ウイルスの伝播するスピードが想像以上に速かったために、感染者数を調査する公衆衛生上の目的も失われたからだ。二〇〇九年七月時点で、アメリカでは人口の約五％が感染しているという推計値もある。アメリカの人口は約三億一〇〇〇万人だから、単純計算で、アメリカ一国だけで一五五〇万人の感染者がいることに

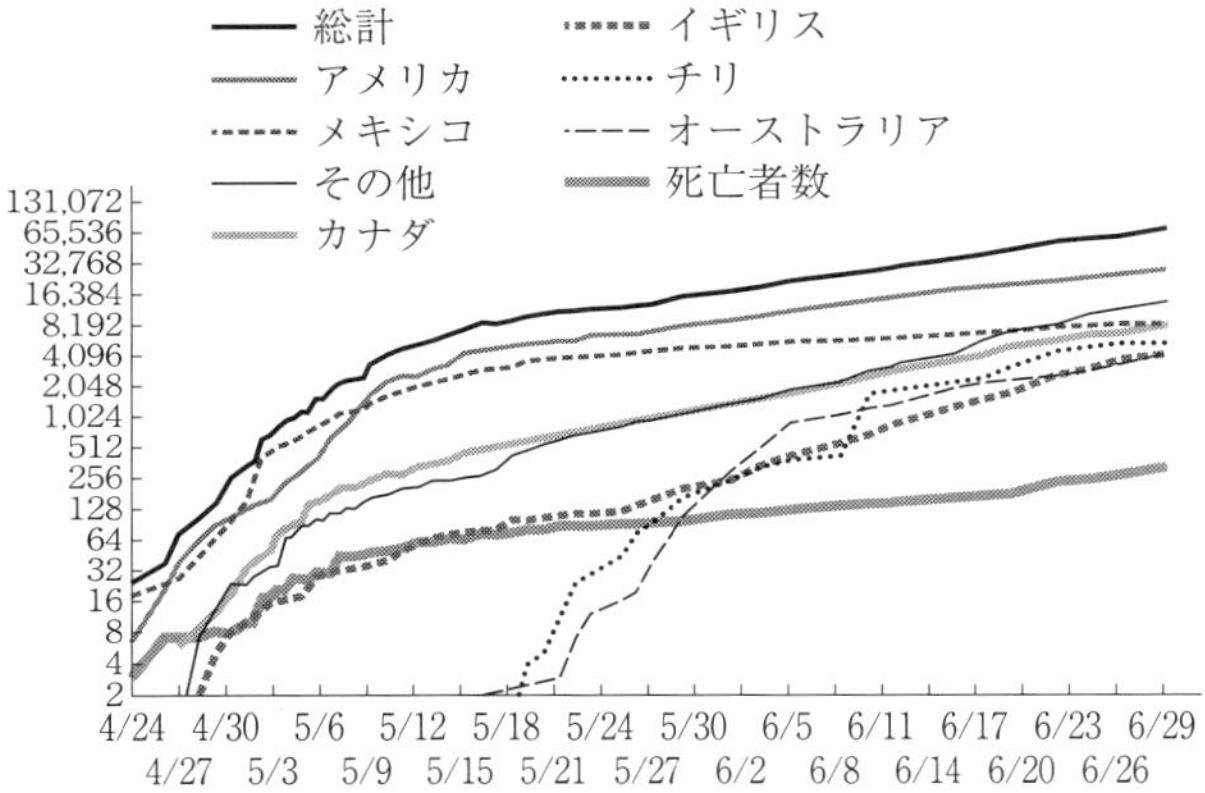


**図９-３　新型インフルエンザウイルス（A型、H1N1亜型）の各国の感染者数と死亡者総数**

アメリカでは州によっては、感染者数の報告をもはやしていないところもある。これ以外にも大量の感染者がいるにもかかわらず報告されていない国もあるため数字自体にはあまり意味がない。南半球のチリやオーストラリアで急速に感染者が増えているのが気にかかる

なる。これは、二〇〇九年八月六日時点でＷＨＯが発表した感染者数（一七万七四五七人）をはるかに上回る。このようにグラフの数値自体は、疫学的にもあまり意味がない。ただし、グラフの推移は、新型ウイルスの伝播の勢いを示す指標にはなり得る。

注目すべきは、チリ、オーストラリアの感染者数の推移である。いずれも南半球の国であり、いちはやく本格的なインフルエンザウイルスの流行時期を迎え、新型ウイルスの感染者が急増している。これらの国々では、インフルエンザ罹患者の八割以上が新型ウイルスに感染しているという情報もある。こうした動向を見る限り、二〇〇

九年の冬には、日本国内でも新型インフルエンザが大流行することはまず間違いない。

南半球での、新型ウイルスの流行は、この数十年、季節性インフルエンザとして毎年流行を繰り返してきたH3N2亜型（香港型）、H1N1亜型（ソ連型）を席巻する勢いだ。二〇〇九年に発生した新型インフルエンザウイルス（A型、H1N1亜型）が既存のウイルスを完全に駆逐するのかどうか。これは、二〇一〇年以降のワクチン製造戦略にも重大な影響を与えるため、インフルエンザウイルスの勢力図については注視していく必要がある。

## 疑問❹ 季節性インフルエンザと何が違うのか

二〇〇四年以降、日本国内の養鶏場でH5N1亜型ウイルスの流行が相次いだこともあり、高病原性鳥インフルエンザの危険性がメディアで繰り返し報道された。欧米に比べて遅れていたパンデミック対策を推進するうえで、このことはプラスに働いたが、「新型インフルエンザウイルス＝高病原性」という先入観を定着させてしまった嫌いがある。幸いにして今回の新型ウイルスには、そこまでの病原性はなかった。警戒感が強かった分、その反動も大きく、最近ではメディアを中心に「新型インフルエンザといっても、その病原性は季節性インフルエンザと大差ない。恐るるに足らず」という楽観論が支配的になりつつある。

しかし、本当に気を緩めてしまってよいものだろうか。新型インフルエンザの病原性は、巷間で言われているように季節性インフルエンザと変わらないのだろうか。

確かに今回の新型ウイルスのHAの開裂部位は、ニワトリの全身の臓器で開裂を起こす「強毒型配列」ではなく、ヒトでの致死率が六〇％というH5N1亜型の高病原性鳥インフルエンザウイルスに比べれば、病原性は格段に弱い。しかし、これは、あくまでも高病原性鳥インフルエンザウイルスとの比較であって、新型と季節性インフルエンザウイルスを比較すると、実は、新型のほうが病原性は強いのである。

新型インフルエンザウイルス発生後、CDC（アメリカ疾病管理予防センター）の公衆衛生担当の研究者と何度か話す機会があったが、彼らは、今回の新型インフルエンザの病原性は季節性インフルエンザとは明らかに異なっていることを、くどいくらいに強調する。

二〇〇九年五月、CDCは、新型インフルエンザで重篤化して入院した患者のうち、糖尿病などの既往症などの危険因子を持っている患者が七割で、危険因子を持たない患者が三割という見解を発表したが、最近では、重篤化した患者の約半数は危険因子を持っていないことが明らかになりつつある。すなわち季節性インフルエンザウイルスにかかっても軽快するような健常な人であっても、新型インフルエンザの場合は、病院に担ぎ込まれるような重い症状になる可能性があるのである。

従来、季節性インフルエンザで認められてきた「慢性呼吸器疾患」「心疾患」「神経性疾患」のほかに今回の新型インフルエンザウイルスの危険因子として「妊娠」「肥満」が挙げられる。前者の「妊娠」は、今回の新型ウイルスに限らず、過去のパンデミックにも共通する危険因子であった。これは、妊娠すると、胎児という「異物」を体内に宿すために、平時に比べて免疫力が低下するため、インフルエンザに感染しやすくなり、重篤化しやすいという理由による。一方、「肥満」は、季節性インフルエンザにはない新型インフルエンザ特有の危険因子である。なぜ肥満者が重篤化するのかはまだわかっていない。

私たちは、新型ウイルスの病原性を調べるため、実験動物を用いた感染実験を行った。その結果、新型ウイルスは、季節性インフルエンザウイルスに比べて病原性が強いことがわかった。図9－4は、二〇〇九年に分離した季節性インフルエンザウイルス（A型、H1N1亜型）と新型インフルエンザウイルス（A型、H1N1亜型）をマウスに感染させて、その後の体重の変化を調べたグラフである。これを見ると、新型ウイルスに感染した場合には体重が減少していることがわかる。一〇〇万個の新型ウイルスを感染させた場合では、マウスの体重はどんどん減少し、感染後五日目に死亡してしまった。

さらに、私たちは滋賀医科大学と共同で、サルにおける病原性を解析した。カニクイザルを一グループ三頭ずつに分けて、それぞれ新型インフルエンザと季節性インフルエンザに感染させ

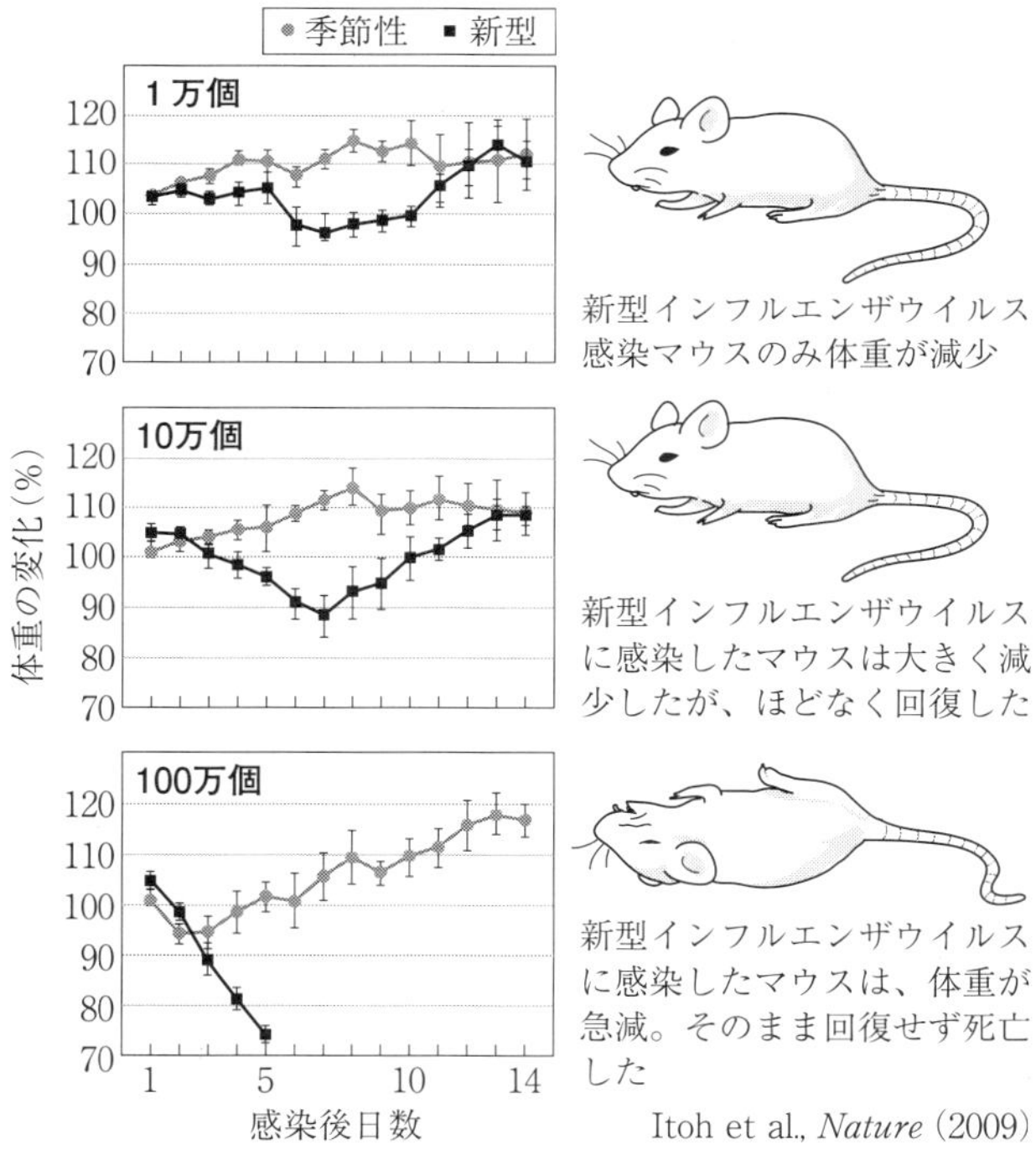


**図9-4　1万から100万個の新型インフルエンザウイルス（A型、H1N1亜型）に感染したときと季節性インフルエンザウイルスに感染したときのマウスの体重の変化**

季節性インフルエンザウイルスに感染してもマウスの体重は増加した（成長途中の若いマウスを使用したため）。しかし、新型インフルエンザウイルス（A型、H1N1亜型）に感染したマウスでは、体重は減少し、100万個感染させた場合には、死んでしまった

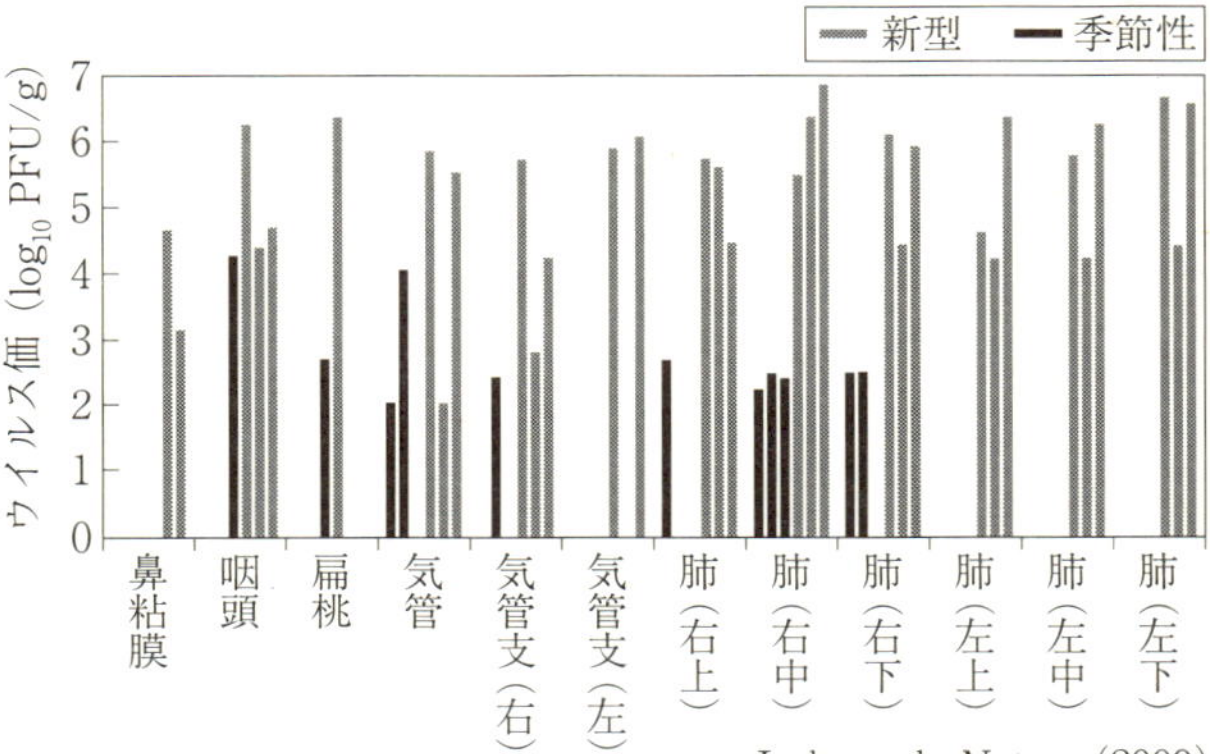


Itoh et al., *Nature* (2009)

**図9-5　新型インフルエンザウイルス（A型、H1N1亜型）と季節性インフルエンザウイルスの臓器別のウイルス量（感染3日目）**

季節性インフルエンザウイルスは、上部気道と肺の一部（右上、右中、右下）でしか増殖していないのに対して、新型インフルエンザウイルスは、上部気道と肺のすべての部位で増殖しており、その量も1万倍以上多い。実験では各グループ3頭ずつ感染させた。個々の棒グラフの価はそれぞれのサルの価である

て、臓器別のウイルス量を調べた（図9－5）。感染から三日目の呼吸器におけるウイルス量を調べたところ、いずれの部位でも、新型ウイルスのほうがよく増殖していることが確認できたが、顕著な差が出たのが肺だった。季節性インフルエンザウイルスは、右肺でしか増えなかったのに対し、新型ウイルスは肺のあらゆる部位でウイルスが大量に増殖していた。季節性インフルエンザウイルスと比べて、ウイルスの量が一万倍以上増えていた。

実験に用いたカニクイザルを病理解剖して肺の組織を調べたところ、季節性インフルエンザウイルスに感

染したサルとは異なり、新型ウイルスに感染したサルでは炎症が激しく、肺胞に浸出液が充満していた（次ページ、図9－6、写真B）。通常の季節性インフルエンザでは、肺胞に傷害は少なく、酸素交換も支障なく行える（同図、写真C）。しかし、写真Bのように肺胞に浸出液が充満してしまうと呼吸困難に陥り、重篤な症状に陥りやすい。病変の程度は今回の新型ウイルスよりももっと激しいが、これはスペイン風邪ウイルスの病理所見に似ている。

アメリカやメキシコで報告された新型インフルエンザの死亡例では、肺でウイルス増殖が進み、これが命取りになったケースが多い。通常の季節性インフルエンザウイルスであれば、ウイルス性肺炎になることは滅多になく、むしろ細菌などによる二次感染が原因で重篤な症状に陥ることが多い。このように新型インフルエンザウイルスは、毎年流行を繰り返している季節性インフルエンザウイルスとは明らかに異なる性質を持っている。

幸いにして、日本では、タミフルやリレンザなどの抗インフルエンザ薬による治療が広く普及しており、国民の意識も高い。これまで重症化する患者が少なかったのは、患者が感染初期に医療機関を訪れて、適切な治療を受けてきたからだ。

気がかりなのは、マスコミの報道により、「新型インフルエンザは、季節性インフルエンザと病原性は変わらない」という誤った情報が浸透しつつある点だ。秋から冬にかけてインフルエンザの流行期に入り、感染者数が増えるようになると、重篤な症状に陥る患者も増えてくるだろ

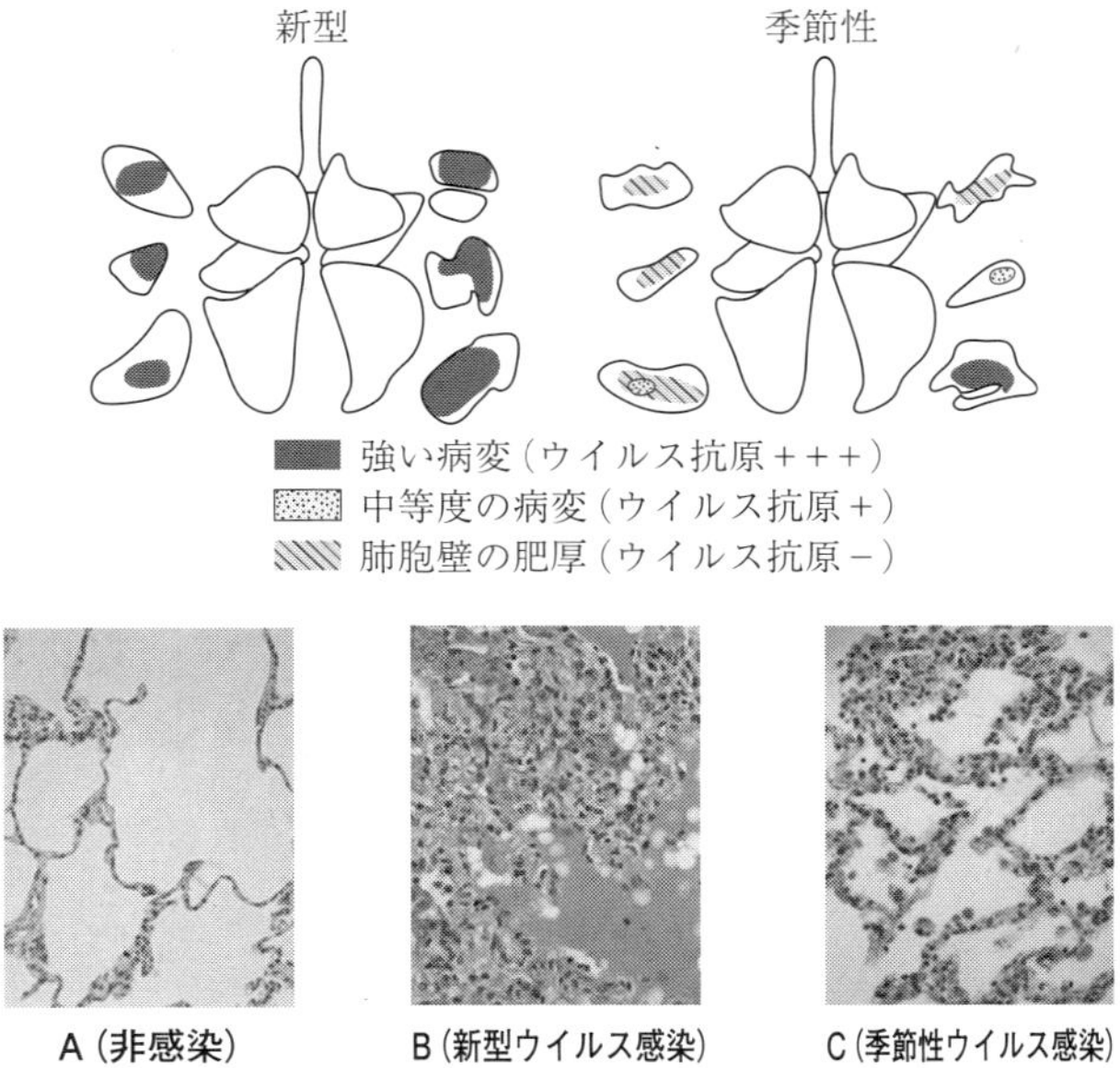


Itoh et al., *Nature* (2009)

**図9-6　新型インフルエンザウイルス（A型、H1N1亜型）に感染したカニクイザルの肺では、強い病変が確認された**

感染していない健常な肺胞では、空洞部分があり（A）、そこが空気の通り道になっている。ところが新型インフルエンザウイルス（A型、H1N1亜型）に感染すると、肺の内部で激しい炎症が起きる（B）。その結果、この空洞部分が、細胞由来のタンパク質を含んだ浸出液で満たされてしまい、空気が通らなくなってしまう。こうした症状は、H5N1亜型の高病原性鳥インフルエンザウイルスに感染したヒトの症例に似通っている。これに対し、季節性インフルエンザウイルスに感染した肺胞は（C）、肺胞壁が厚くなることがあっても、肺胞の空洞部分がふさがれてしまうことはないう。こうした際に、患者・医師ともに「新型ウイルスは病原性が弱い」という思い込みがあると、治療の遅れを招き、これが重症化やさらなる感染拡大を招く危険性をはらんでいる。

## 疑問❺　病原性が強まることはないのか

インフルエンザウイルスは変異しやすく、穏やかな性質だったウイルスが突如として獰猛なタイプに変わることがある。第4章で紹介した、ペンシルバニア州で流行した鳥インフルエンザウイルスのことを覚えているだろうか。わずか一個のアミノ酸変異により、実験感染で致死率零％の低病原性型から致死率一〇〇％の高病原性型に変わったのだ。同じようなことが、新型インフルエンザウイルスでも起きる可能性は否定できない。スペイン風邪のように病原性が強まることはないのか気になる方も多いだろう。

病原性を決定するメカニズムが完全に解明されているわけではないが、これまでの研究から、ウイルスの病原性に影響することがわかっているアミノ酸配列もある。この危険因子を監視しておけば、流行中のウイルスのリスクを評価することができる（図9－7）。以下、順に説明しよう。

| タンパク質 | アミノ酸の位置 | ヒトに対する病原性 | |
|---|---|---|---|
| | | 低 | 高 |
| HA | 開裂部位 | 塩基性アミノ酸は連続していない | 塩基性アミノ酸が連続している |
| PB2 | 627 | グルタミン酸 | リシン |
| | 701 | アスパラギン酸 | アスパラギン |
| PB1-F2 | 66 | アスパラギン | セリン |
| NS1 | 92 | アスパラギン酸 | グルタミン酸 |
| | C末端 | アルギニン-セリン-グルタミン酸-バリン、あるいは欠損 | グルタミン酸-セリン-グルタミン酸-バリン |

| 新型インフルエンザウイルス（A型、H1N1亜型）のアミノ酸 | | | 影響を与えるタンパク質の機能 |
|---|---|---|---|
| HA | | 塩基性のアミノ酸は連続していない | HAの開裂 |
| PB2 | 627 | グルタミン酸 | ヒトなどの哺乳類におけるウイルスRNA複製能力 |
| | 701 | アスパラギン酸 | 哺乳動物細胞におけるPB2タンパク質の核への移動されやすさ（ウイルスRNAの複製能力に影響を与える） |
| PB1-F2 | | アミノ酸は11個のみ（通常は90個） | アポトーシス誘導、宿主の免疫応答抑制 |
| NS1 | 92 | アスパラギン酸 | 不明（インターフェロン応答） |
| | C末端 | C末端の11個のアミノ酸が欠損 | 不明 |

**図9-7　インフルエンザウイルスの病原性に影響する要因**

**HAタンパク質**

病原性を考えるうえで、重要な因子となるのがHAの開裂性を規定するアミノ酸配列だ。この部分が、塩基性アミノ酸が連続する「強毒型配列」になると、病原性が強くなる。幸いにしてH1N1亜型のウイルスの場合、塩基性アミノ酸は繰り返していない。新型ウイルスが「強毒型配列」になっているH5N1亜型鳥インフルエンザウイルスと遺伝子再集合して、さらなる新型ウイルスに変わらない限り、すなわちウイルスの亜型が、H1N1亜型にとどまっていれば、H5N1亜型高病原性鳥インフルエンザウイルスのようにヒトに対する致死率が六〇%にも達する可能性は低い。

ただし、HAが「弱毒型配列」だからといって油断はできない。ほかにも病原性に影響をおよぼすファクターがあるからだ。

**PB2タンパク質**

PB2タンパク質は、ウイルスゲノムの転写・複製をつかさどるRNAポリメラーゼの構成要素のひとつである。このタンパク質は、インフルエンザウイルスが感染できる宿主の範囲を規定するうえで重要な役割を果たしている。新型インフルエンザウイルス（A型、H1N1亜型）の場合、PB2タンパク質をコードするPB2分節は、鳥インフルエンザウイルスに由来する（図

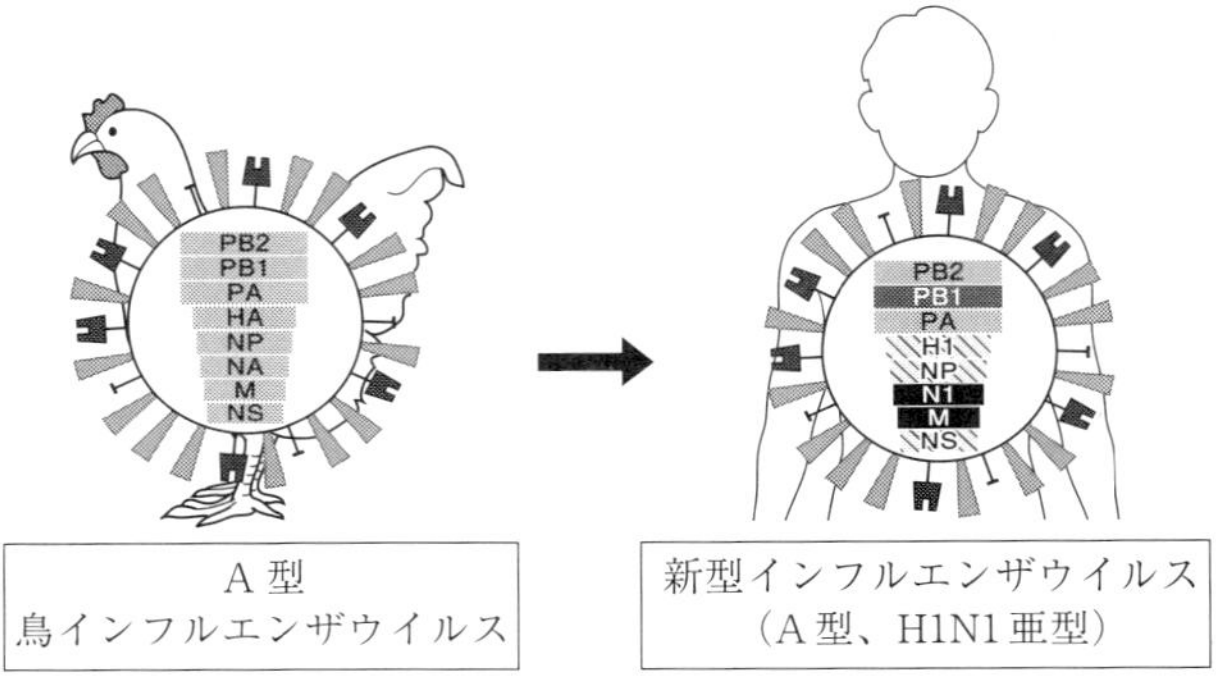


**図9-8　新型インフルエンザウイルス(A型、H1N1亜型)のPBタンパク質をコードする「PB2分節」は、鳥インフルエンザウイルスに由来する**

PB2タンパク質の、627番目あるいは701番目のアミノ酸が変異すると、ヒトでの病原性が強まる可能性がある。幸いにしていずれも今のところ低病原性型のアミノ酸である

9—8)。

PB2タンパク質で、注目すべきアミノ酸は二つある。一つ目は六二七番目のアミノ酸だ。大部分の鳥インフルエンザウイルスでは、このアミノ酸がグルタミン酸であるが、このアミノ酸がリシンになると、ヒトの細胞でよく増殖するようになることがわかっている。

私たちの研究グループの八田正人(現ウィスコンシン大学助教授)は香港で流行したH5N1亜型鳥インフルエンザウイルスを解析し、同ウイルスがヒトに感染した後では、六二七番目のアミノ酸がグルタミン酸からリシンに変化し、病原性が強まることを明らかにした(図9—9)。ちなみにスペイン風邪ウイルスを含め、ほとんどのヒトのインフルエ

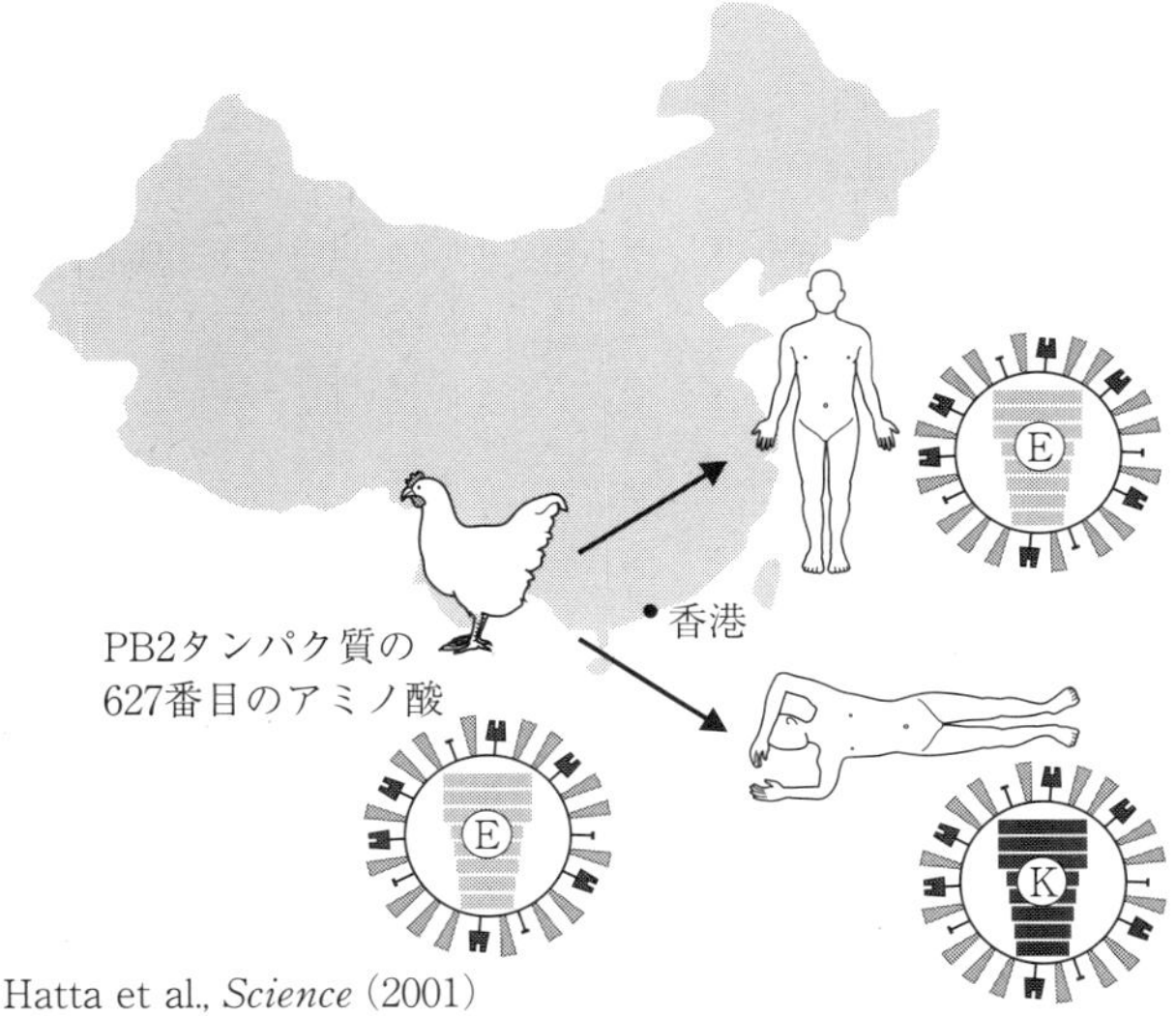


**図9-9　鳥インフルエンザウイルスの627番目のアミノ酸が、グルタミン酸（E）からリシン（K）に変わると、ヒトでの病原性が強まる**

ンザウイルスでは、PB2タンパク質の六二七番目のアミノ酸はリシンである。

今回の新型ウイルスのアミノ酸は幸いにして弱毒型のグルタミン酸だが、将来、これが変化する可能性は十分想定しておかなければならない。変異を繰り返すインフルエンザウイルスでは、一つのアミノ酸変異は簡単に起きる。今後、新型ウイルスの流行が拡大する過程で、六二七番目のアミノ酸がヒトでの病原性を強めるリシンになった変異株が誕生する可能性は十分あり得る。

六二七番目のアミノ酸は、インフルエンザウイルスの増殖能力のみならず、増殖至適温度にも影響する。ウイルスには、感染する宿主の中で効率よく増殖できる最適な温度がある。

鳥インフルエンザウイルスが増殖する水禽の腸管の温度は四一度であるのに対して、ヒトインフルエンザウイルスが増殖する上部気道の温度は三三度である。実際、鳥インフルエンザウイルスは四一度でよく増殖するが、三三度ではあまり増殖できない。一方、ヒトインフルエンザウイルスは三三度で効率よく増殖するが、四一度では増殖できない。

これまでの研究で、六二七番目のアミノ酸がグルタミン酸からリシンへ変異すると、哺乳類の上部気道の低い温度でも、鳥インフルエンザウイルスのRNAポリメラーゼが機能できるようになることがわかっている。

PB2タンパク質でもうひとつ重要なのが、七〇一番目のアミノ酸だ。このアミノ酸がアスパラギンの場合、病原性が強い。これはウイルスのRNAポリメラーゼが、ヒトの細胞の核に効率よく運ばれるようになることによって、ウイルスの増殖効率が高まるためだと予想されている。

新型インフルエンザウイルスの七〇一番目のアミノ酸は、弱毒型のアスパラギン酸である。このアスパラギン酸がアスパラギンに変化するようなことがあれば、病原性が強まる可能性は十分考えられる。

**PB1－F2、NS1タンパク質**

HAやPB2以外にも、病原性を決定する因子が見つかっている。PB1－F2とNS1だ。これについては詳細な説明を控えるが、新型インフルエンザウイルス（A型、H1N1亜型）のアミノ酸は、いずれもヒトでの病原性は弱いタイプである。

このようにみてみると、新型インフルエンザウイルスの病原性を決定する因子は、現時点（二〇〇九年九月時点）ではいずれも低病原性型にとどまっている。これをもって「危険性なし」と思う人もいるだろうし、「流行の第二波、第三波で、病原性が高まる恐れがある」と思う人もいるだろう。わずかなアミノ酸変異で病原性が強くなることを思えば楽観できる状態ではなく、これからも監視していく必要があることは間違いない。

## 疑問❻「六〇歳以上の人には新型ウイルスに対する免疫がある」は本当か

「新型インフルエンザ　六〇歳以上はすでに免疫の可能性　米ＣＤＣが分析」（ＮＨＫニュース）

二〇〇九年五月～六月にかけて、新聞やテレビの報道を通じて、六〇歳以上の高齢者の三～四

| 年齢層（注） | 新型インフルエンザに対する中和抗体の値が160倍以上の人の割合（%） |
|---|---|
| 18～64歳 | 9 |
| 18～40歳 | 6 |
| 60歳以上 | 33 |

注. 異なる時期に採取された血清の年齢層　Katz et al., MMWR (2009)

**図9-10　60歳以上の高齢者の約3割は、新型インフルエンザウイルスの免疫を持っている？**

割は新型ウイルスに対する抗体を持っていて、感染しにくいという趣旨のニュースが流れた。根拠となったのは、CDC（アメリカ疾病管理予防センター）が二〇〇九年五月に発表した報告だ。この研究によると、新型インフルエンザに対する中和抗体（ウイルス増殖を抑制する抗体）の値が一六〇倍以上の人の占める割合が、一八～四〇歳では六％だったのに、六〇歳以上で三三％に達していた（図9－10）。

しかし、この報道を聞いたインフルエンザウイルスの専門家たちは「何かおかしいぞ」と思ったはずだ。なぜなら、一九七七年に出現したソ連型（H1N1亜型）のウイルスは、一九五〇年に流行していたウイルスが復活を遂げたものであり、六〇歳以上の人（一九四九年以前に生まれた人）に新型ウイルスに対する免疫があるならば、ほぼ同一のウイルスに感染したはずの一九七七年以降に生まれた人にも、そのような抗体があってもよいはずだ。ちなみにここでいう免疫というのは、インフルエンザウイルスのHAに対する抗体のことだ。

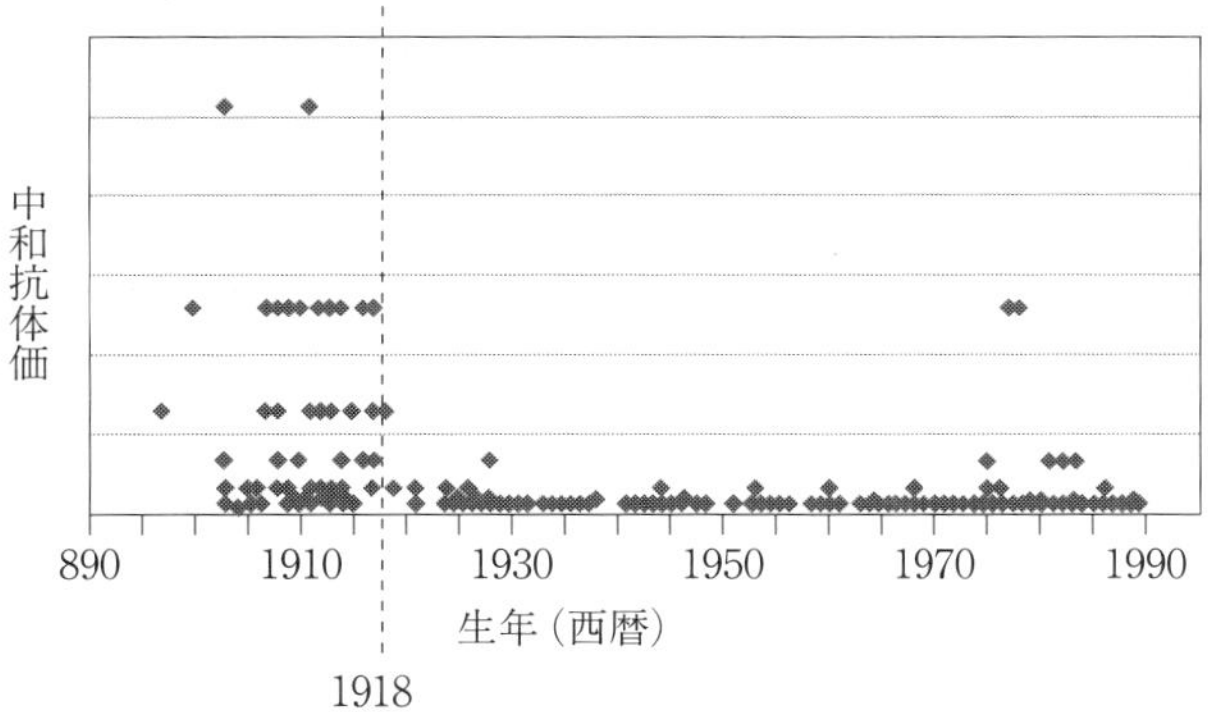


Itoh et al., *Nature* (2009)

**図9-11　新型インフルエンザウイルス（A型、H1N1亜型）に対する中和抗体価を調べると、一部の例外を除き、1918年時点で生存していた人（2009年時点で91歳以上）には、新型ウイルスの感染を防御する抗体があることがわかった**

91歳以上の高齢者は、1918～1919年に流行したスペイン風邪に感染した可能性が高い。この90年以上前に獲得した免疫が、豚インフルエンザウイルスにも反応している

私たちは、この不可解な現象を解明するために新潟大学や永寿総合病院（東京都台東区）と共同で、新型インフルエンザウイルスに対する抗体価を調べる研究を行った。

一九九九年に採取して保存していた血清と、二〇〇九年の四月あるいは五月に採取した二五〇人分の血清を使って、新型インフルエンザウイルスに対する抗体価を調べたところ、非常に興味深いデータが得られた。図9－11をご覧いただきたい。縦軸は、中和抗体価で、ウイルス感染を防ぐ免疫の強さを示す。横軸は、血清の提供者の生まれた年を表す。

二〇〇九年三月にメキシコで発生した新型ウイルスに対する抗体を持っているのは、スペイン風邪ウイルスが流行した一九一八年以前に生まれた九一歳以上にほぼ限定されていた。興味深いことに一九二〇年以降に生まれた九〇歳以下の人には、一部の例外を除き、抗体を持っている人はほとんどいなかった。すなわち、スペイン風邪に感染した人にしか、新型ウイルスに対する免疫がなかったのである。

このデータは、CDCが発表した、六〇歳以上の高齢者の三三％は新型インフルエンザウイルスに対する抗体を持っているという報告と矛盾するように思われるかもしれない。しかし、CDCのデータは六〇歳以上を一括りにしたデータであり、六〇歳も九一歳も区別なく扱われていた。抗体が確認された高齢者の年齢は公表されていないので、あくまでも推測だが、抗体を持っていた三三％の多くを、九一歳以上の高齢者が占めていた可能性が高い。

このミステリアスな現象は、新型ウイルスの起源となった古典的豚インフルエンザウイルスに深いかかわりがある。

前述したように、今回パンデミックを起こした新型インフルエンザウイルス（A型、H1N1亜型）の八本あるRNA分節のうちのHA分節は、一九一八年から一九一九年にかけて大流行したスペイン風邪に近縁な古典的豚インフルエンザウイルスに由来する。ヒトで流行したスペイン風邪ウイルスとほぼ同一のウイルスが豚に感染し、以来ずっと豚で流行を続けてきたのが古典的豚インフルエンザウイルスだ。

　一九一九年以降、起源を同じくするウイルスが、ヒトと豚で流行を繰り返す過程で、独自の変異を蓄積していった。注目すべきはウイルスの変異のスピードの差だ。一般に、豚インフルエンザウイルスは変異が起こりにくい。なぜなら、豚は、出生後一八〇〜一九〇日前後で食肉として市場に出荷されるため、インフルエンザウイルスに感染して免疫を持つ豚の割合が低い。そのため抗原変異をしたウイルスが現れることも少ないため、一九一八年のウイルスの抗原性が保持されてきた。驚かれるかもしれないが一九一八年にヒトで流行していたスペイン風邪ウイルスと二〇〇九年にパンデミックを起こした豚由来の新型インフルエンザのHAを比較しても、両者の抗原性に大きな差はない（図9－12、Ⓐ）。それゆえにスペイン風邪に感染したことによりできた抗体が、九〇年後に生まれた豚由来の新型インフルエンザウイルスとも反応するのだ。

　一方で、ヒトは豚に比べて平均寿命もはるかに長く、ほぼ一〇〇％がインフルエンザに感染し、免疫を持っている。ヒトインフルエンザウイルスは、絶えず抗原変異を起こしており、九〇年も経過してしまうと、起源となるスペイン風邪ウイルスとは抗原性がかなり変わってしまう（図9－12、Ⓑ）。そのため、長らくヒトの間で流行してきた季節性インフルエンザウイルス（H1N1亜型）に対する抗体は、スペイン風邪ウイルスにきわめて近い抗原性を持つ豚由来の新型インフルエンザウイルスと反応しないのだ。スペイン風邪に感染したことのある高齢者にしか新

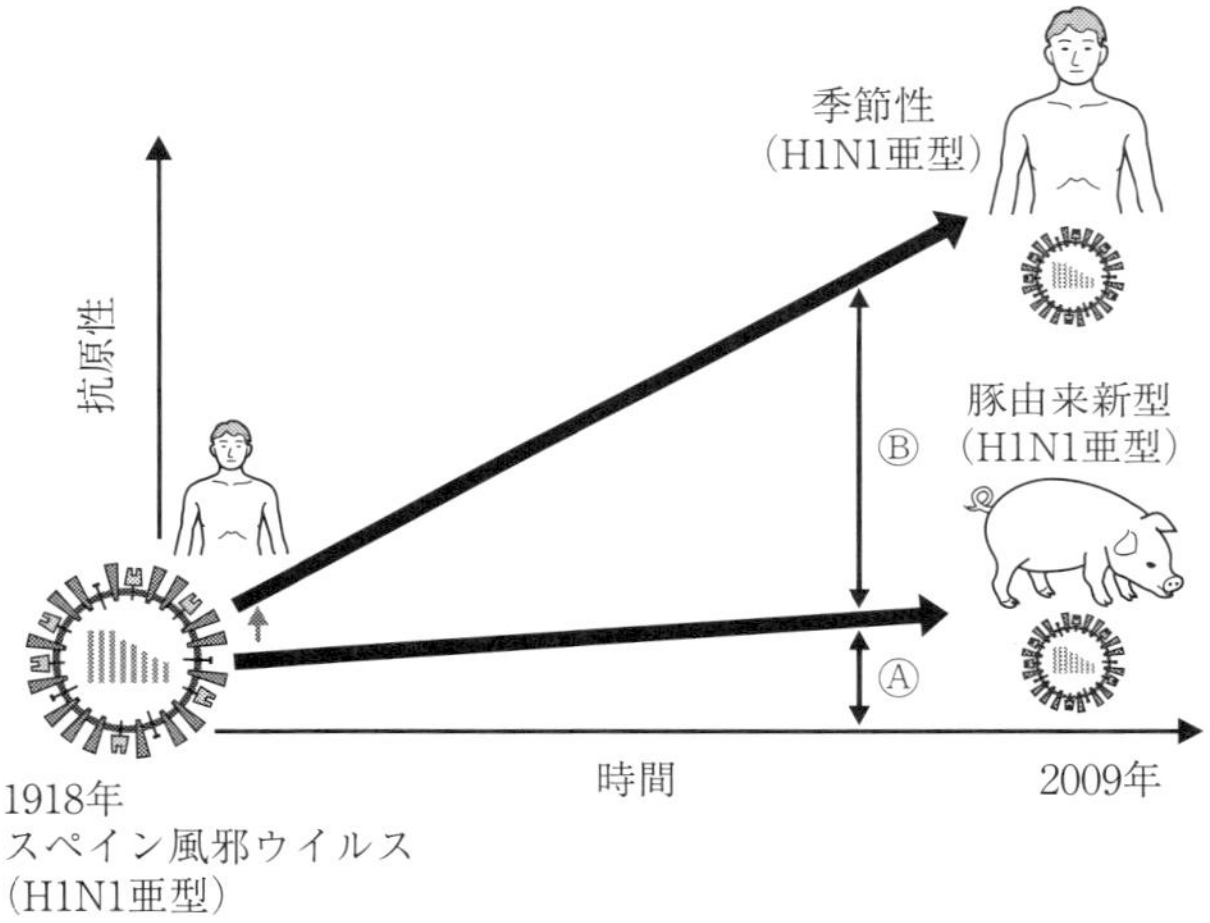


**図9-12　なぜ1918年にスペイン風邪に感染した人は、2009年に発生した新型インフルエンザウイルス（A型、H1N1亜型）と反応する抗体を持っているのか**

一般に、豚インフルエンザウイルスは変異が起こりにくい。1918年時点でヒトで流行していたスペイン風邪ウイルスのHAと2009年にパンデミックを起こした豚由来の新型インフルエンザウイルス（A型、H1N1亜型）のHAを比較しても、両者の抗原性にあまり違いはない（Ⓐ）。そのため、スペイン風邪に感染してできた抗体が新型ウイルスとも反応する。一方、H1N1亜型ウイルスは、1918年以降、ヒトの間で流行を続けているうちに、そのHAの抗原性が変化しているために（Ⓑ）、1919年以降に生まれた人には豚由来の新型インフルエンザウイルスに対する抗体はない型インフルエンザウイルス（A型、H1N1亜型）の免疫がないという、一見すると不思議な現象も、以上のように説明できる。

日本人全体において、私たちが調べた研究データがあてはまるなら、新型インフルエンザウイルス（A型、H1N1亜型）にかかりにくいのは、一九一八年以前に誕生していた九一歳以上の高齢者だけで、それより下の年齢では新型ウイルスに暴露すると、かなりの確率で感染・発症してしまうことになる。

「六〇代以上の高齢者は新型インフルエンザウイルスの免疫がある」という新聞やテレビの報道を見て、「自分は六〇代以上なので感染しない」と胸をなで下ろした方も少なくないと思うが、残念ながらこれは誤解である可能性が高い。高齢者の場合、インフルエンザウイルスに感染すると重篤な症状に発展することが多く、命取りになりかねない。通常の季節性インフルエンザウイルス以上に、日頃から予防対策を励行し、感染したら早期治療を受けるように心がけたい。

## 疑問⑦　新型インフルエンザに抗インフルエンザ薬やワクチンは有効か

新型インフルエンザウイルスのパンデミックが現実となったいま、タミフルやリレンザなどの抗インフルエンザ薬で治療可能かどうか、新型ウイルス向けのワクチンで感染予防ができるのかどうか、気になるところであろう。

図9－13は、季節性インフルエンザウイルスあるいは新型インフルエンザウイルスに感染させたマウスに、さまざまな抗インフルエンザ薬を投与して、その治療効果を検証したものだ。詳細な解説は省略するが、タミフル、リレンザなどの抗インフルエンザ薬を投与すると、ウイルスの量は減少して、十分な治療効果があがることがわかった（グラフを見ると、あまり減少していないように見えるが、対数目盛りで書いているため、数値が一つ違うだけで一〇分の一になる。それだけウイルス量が減れば、後は、ヒトの持つ免疫力で重篤な症状に陥るのは避けられるのである）。

この実験では、タミフル、リレンザなどとともに、現在臨床試験中の抗インフルエンザ薬の新薬「T－705」（富山化学工業）の治療効果も併せて検証した。実験のデータを見る限り、タミフル、リレンザ以上にウイルスの量が減少していることがわかる。

「T－705」は、ノイラミニダーゼ阻害薬とはまったく異なる仕組みの抗インフルエンザ薬だ。この薬は、インフルエンザウイルスのRNAの複製を行う酵素「RNAポリメラーゼ」の働きを抑えることで、ウイルスの増殖を防ぐことができる。

「T－705」は、現在臨床試験を進めており、上々の成果があがっているという。こうした新薬が実用化されれば、治療の選択肢が増えるとともに、併用することにより薬に対して耐性のウイルスの出現を抑えることができる。

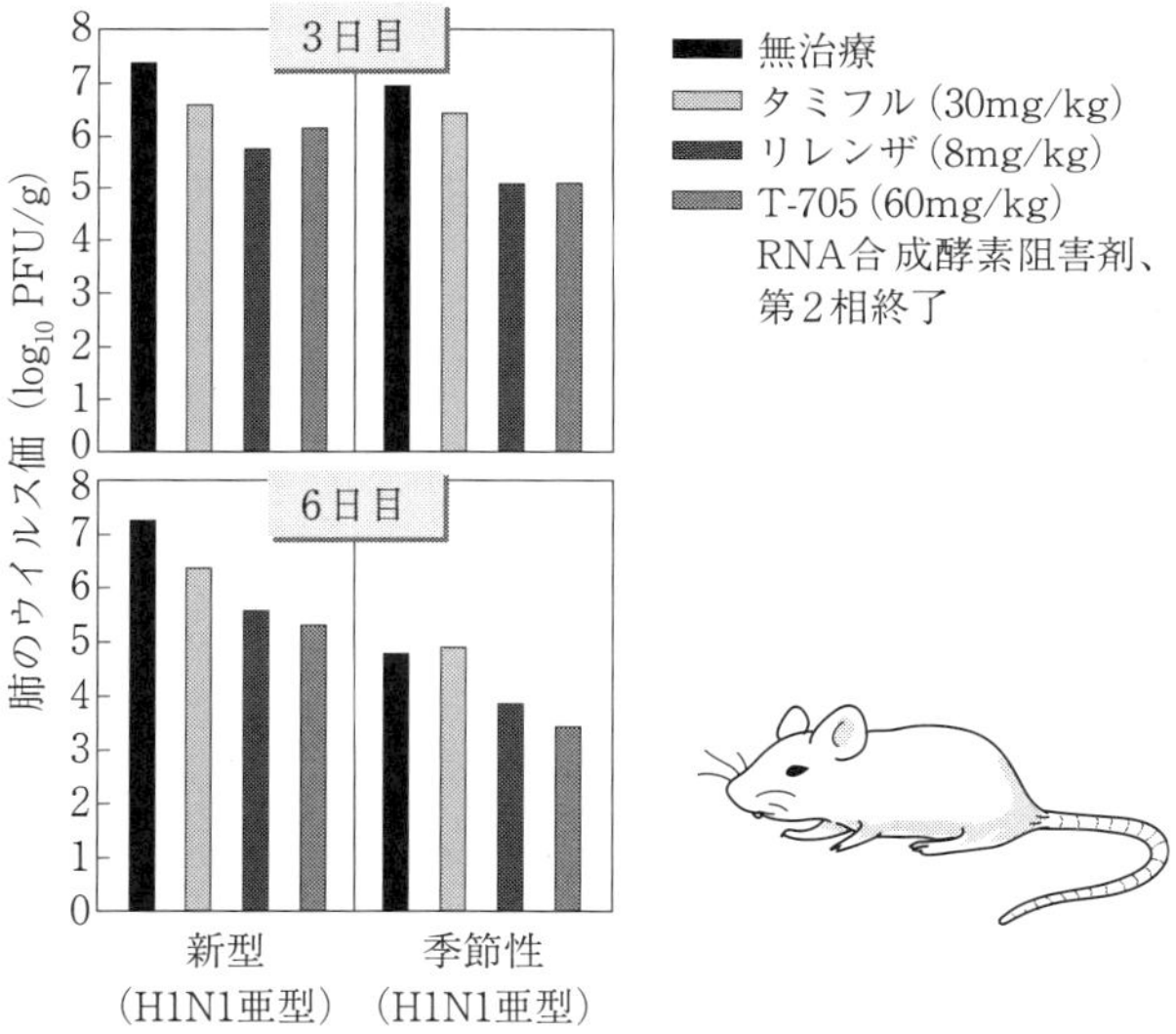


**図9-13　新型インフルエンザウイルス（A型、H1N1亜型）に対する抗インフルエンザ薬の効果**

新型インフルエンザウイルス（A型、H1N1亜型）に感染したマウスに対して、各種の抗ウイルス薬を投与して、その効果を調べたところ、どれも良好な結果を得た。T-705は富山化学工業が臨床試験中の抗ウイルス薬。タミフルやリレンザに負けない治療効果があることがわかった。

WHO（世界保健機関）によると、デンマークで早くも、タミフルに耐性を持つ新型インフルエンザウイルスが誕生したという。また、日本でもタミフル耐性の新型ウイルスが見つかった。気がかりな情報であるが、タミフル耐性株が流行しない限り、問題とはならないので大騒ぎするようなことではなく、あまり神経質になる必要はない。

抗ウイルス薬を患者に投与していれば、耐性ウイルスの誕生は避けられないのである。私たちが二〇〇二～二〇〇三年に調査したところ、季節性インフルエンザに感染した小児にタミフルを投与した際、一八％で耐性ウイルスが誕生していた。このように耐性ウイルスはいとも簡単に出現してしまう。しかし、こうした耐性株の多くは、通常のウイルスに比べて増殖能力が劣るので、普通の使い方をしていれば、耐性ウイルスはそれ以上伝播することなく自然に消失してしまう。

憂慮すべきは、むしろ現在世界各地で流行しているタミフル耐性の季節性インフルエンザウイルスと新型インフルエンザウイルスが遺伝子再集合を起こすことによって、タミフル耐性の形質を獲得する可能性だ。こうした形質を持った耐性ウイルスが世界に広がると、大変やっかいな事態になる。

ではワクチンについてはどうか。第7章でも説明したとおり高病原性H5N1亜型ウイルスに対するワクチン（流行前ワクチン）と違って、すでに流行している新型インフルエンザウイルスを元にして作製しているので、ワクチン株と流行株の抗原性は一致しており、一定の予防効果は期待できる。

しかし、現在、日本国内で製造しているスプリットワクチン（不活化ワクチン）は、ワクチンの副作用を最小限に抑えるため、ウイルスをバラバラにしてHAとNAを他の成分から分離したものであるため、不活性化した全粒子ワクチンや生ワクチンに比べると予防効果が劣るといわれている。

私も仕事柄、毎年ワクチンを接種しているが、インフルエンザにかかることもある。このことからも明らかなとおり、新型インフルエンザ向けワクチンを接種したからといって感染が一〇〇％予防できるわけではない。過大な期待は禁物である。

二〇〇九年冬は国民全体にいきわたるだけのワクチンが供給されないことを考えると、抗インフルエンザ薬に依存せざるを得ない。新型インフルエンザによる死者も報告されており、今後は重症化する事例も増えてくるはずだ。できるだけ早期に抗インフルエンザ薬による治療を受けることが重症化を防ぐ上で大事だ。

以上の説明をお読みになればご理解いただけるとおり、過剰反応をする必要はないが、警戒は怠るべきではない。新型インフルエンザウイルス（A型、H1N1亜型）は、あくまでも「新

「新型ウイルスは季節性インフルエンザ型」であり、未知なる性質を秘めているとみるべきだ。「季節性インフルエンザと同じ」では決してない。そのことだけは忘れてはいけない。

# あとがき

私は中学生の頃から、理科が好きで、ブルーバックスは、当時の理科好きの中学生にとっては、格好の読み物がそろった新書シリーズであった。今回、講談社の髙月順一さんから、ブルーバックスでの執筆のお話をいただいたとき、是非、理科好きの中高大学生に読んでいただくために、お引き受けしようと思った。ただ、本職のほうが忙しく、自分自身で書くことはまず無理と思い、研究室の堀本（岩附）研子さんに、書いてもらうことをお願いした。ところが、驚いたことに、一世代以上若い堀本さんは、ブルーバックスを聞いたことがないという。実際、本屋さんにいって、新書コーナーを見てみると、ブルーバックスが占める場所はそれほど大きくはなくあまり目立ってもいない。昨今の理科離れの影響なのか、はたまた新書乱立の影響なのか、残念ではあるが栄枯盛衰・盛者必衰なのかもしれない。

とはいうものの、そこは老舗の強さで、お話をいただいた髙月さんは素晴らしく有能で、私の講演やインタビューをもとに原稿を起こしていただき、それがほとんどの章もある。本書は、今冬の流行に備えて、正しい知識を広めることを目的として執筆を計画した。一般読者向けの本とはいえ、そこはブルーバックスなので、かなり専門的な情報もあえて加えた。などとえらそうなことを書いているが、章立てと執筆は堀本さんと髙月さんが基本的には行った。私が書いたのは、序文とあとがきだけである。だからといって、本書の内容に責任を持たないかというとそうではなく、要所要所で二人が私の意見を聞いてくれたし、最初から最後まで、必要に応じて手を加えさせてもらった。堀本さんは、私の意向を十分にくんでくれているのでそのへんは問題なくやれた。また、本書のいたるところで、野田岳志博士が撮影したインフルエンザウイルスの電子顕微鏡写真を使わせていただいた。表紙も野田博士の撮影による新型インフルエンザウイルスに感染した細胞の写真である。野田博士が撮影したウイルスの電子顕微鏡写真は美しく、見る者を驚嘆させる。本書での使用を御快諾いただき、ここに深く感謝する次第である。

最後に、対応の遅い私に忍耐と寛容をもって接していただき、本書発刊にこぎ着けていただいた髙月さんに心より御礼申し上げます。

河岡義裕

**【ま行】**



**【や行】**



**【ら行】**



**【わ行】**

**【さ行】**

**【あ行】**



**【か行】**

# さくいん

## 【英数字】

N.D.C.493.87　238p　18cm

ブルーバックス　B-1647

インフルエンザ パンデミック
新型ウイルスの謎に迫る

2009年 9 月20日　第 1 刷発行
2009年10月30日　第 2 刷発行

著者　河岡義裕（かわおかよしひろ）
　　　堀本研子（ほりもときよこ）
発行者　鈴木　哲
発行所　株式会社講談社
　　　〒112-8001 東京都文京区音羽2-12-21
電話　出版部　03-5395-3524
　　　販売部　03-5395-5817
　　　業務部　03-5395-3615
印刷所　（本文印刷）豊国印刷株式会社
　　　（カバー表紙印刷）信毎書籍印刷株式会社
本文データ制作　講談社プリプレス管理部
製本所　株式会社国宝社

定価はカバーに表示してあります。


ISBN978−4−06−257647−5

発刊のことば

# 科学をあなたのポケットに

二十世紀最大の特色は、それが科学時代であるということです。科学は日に日に進歩を続け、止まるところを知りません。ひと昔前の夢物語もどんどん現実化しており、今やわれわれの生活のすべてが、科学によってゆり動かされているといっても過言ではないでしょう。

そのような背景を考えれば、学者や学生はもちろん、産業人も、セールスマンも、ジャーナリストも、家庭の主婦も、みんなが科学を知らなければ、時代の流れに逆らうことになるでしょう。

ブルーバックス発刊の意義と必然性はそこにあります。このシリーズは、読む人に科学的に物を考える習慣と、科学的に物を見る目を養っていただくことを最大の目標にしています。そのためには、単に原理や法則の解説に終始するのではなくて、政治や経済など、社会科学や人文科学にも関連させて、広い視野から問題を追究していきます。科学はむずかしいという先入観を改める表現と構成、それも類書にないブルーバックスの特色であると信じます。

一九六三年九月

野間省一